激光医学临床实践
光动力疗法与肿瘤分册

主　编　胡韶山

副主编　李永哲　邹　珩　刘慧龙　谢　蕊

编　委（按姓氏笔画排序）

王　楠　浙江省人民医院	沈卫良　浙江省湖州市德清县人民医院
王佩茹　上海市皮肤病医院	张　峰　哈尔滨医科大学附属第一医院
王洪武　北京中医药大学东直门医院	张恒柱　江苏省苏北人民医院
田　军　中国医学科学院肿瘤医院	张继恒　浙江省人民医院
吕　游　浙江省湖州市南浔区人民医院	张儒有　浙江省人民医院
刘慧龙　北京丰台医院	陈　昊　兰州大学第二医院
闫秀伟　浙江省人民医院	郑颖娟　郑州大学第一附属医院
李永哲　哈尔滨医科大学附属第二医院	赵鸿韬　浙江省人民医院
李艳阳　南方医科大学中西医结合医院	胡韶山　浙江省人民医院
李瑞珍　北京大学深圳医院	董佳玮　哈尔滨医科大学附属第二医院
李黎波　南方医科大学中西医结合医院	谢　蕊　哈尔滨医科大学附属肿瘤医院
邹　珩　北京中医药大学东直门医院	魏建军　新疆阿克苏地区第一人民医院

人民卫生出版社

·北京·

图书在版编目（CIP）数据

激光医学临床实践. 光动力疗法与肿瘤分册 / 胡韶山主编. —北京：人民卫生出版社，2023.12

ISBN 978-7-117-35250-5

Ⅰ. ①激… Ⅱ. ①胡… Ⅲ. ①激光应用–医学–技术培训–教材 Ⅳ. ①R312

中国国家版本馆 CIP 数据核字（2023）第 175235 号

人卫智网	www.ipmph.com	医学教育、学术、考试、健康，购书智慧智能综合服务平台
人卫官网	www.pmph.com	人卫官方资讯发布平台

激光医学临床实践
光动力疗法与肿瘤分册
Jiguang Yixue Linchuang Shijian
Guangdongli Liaofa yu Zhongliu Fence

主　　编：胡韶山
出版发行：人民卫生出版社（中继线 010-59780011）
地　　址：北京市朝阳区潘家园南里 19 号
邮　　编：100021
E - mail：pmph @ pmph.com
购书热线：010-59787592　010-59787584　010-65264830
印　　刷：北京华联印刷有限公司
经　　销：新华书店
开　　本：710×1000　1/16　　印张：10
字　　数：179 千字
版　　次：2023 年 12 月第 1 版
印　　次：2023 年 12 月第 1 次印刷
标准书号：ISBN 978-7-117-35250-5
定　　价：65.00 元

打击盗版举报电话：010-59787491　E-mail：WQ @ pmph.com
质量问题联系电话：010-59787234　E-mail：zhiliang @ pmph.com
数字融合服务电话：4001118166　E-mail：zengzhi @ pmph.com

激光医学临床实践系列丛书
编写委员会

主任委员

顾　瑛　任龙喜　金陈进

副主任委员

张春雷　周行涛　宋艳萍　陈　柯

委　员

胡韶山　郭　涛　吴　忠　张　风

蒋　沁　袁容娣　叶　青　邹朝晖

党光福　朱慧兰

秘　书

赵纪宇

主编简介

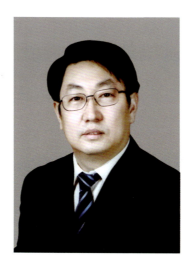

胡韶山

　　浙江省人民医院神经外科主任，主任医师、二级教授、博士研究生导师。现任中国抗癌协会肿瘤光动力治疗专业委员会主任委员、外科学组组长，中华医学会激光医学分会常务委员兼光动力治疗与肿瘤学组组长，中国医师协会脑胶质瘤专业委员会全国委员，中国抗癌学会胶质瘤专业委员会全国委员，中国光学会激光医学分会常务委员等。

序　言

　　我国于1980年引进光动力疗法。光动力疗法先后被列入我国"六五""七五"国家重点科技攻关项目,从光敏剂研发、激光器研制、基础研究与临床治疗四个方面对其进行了积极探究。四十余年来,经过几代专家学者的不懈努力,尤其是中华医学会激光医学分会光动力治疗与肿瘤学组和中国抗癌协会肿瘤光动力治疗专业委员会成立以来,采用光动力疗法治疗肿瘤的相关基础和临床研究等方面均取得了长足的进步,光动力疗法广泛应用于神经外科、呼吸科、泌尿外科、妇科、消化科、皮肤科和肿瘤科等肿瘤患者,取得了良好的疗效,同时积累了比较丰富的临床经验。

　　由于国内光动力疗法的基础研究相对薄弱,在临床应用方面亦存在瓶颈,如:对光动力靶向方面理解不充分,双靶向机制增加了临床应用的复杂性;剂量标准存在混乱现象;术中缺乏实时监测光敏剂浓度和照光强度的手段;术中诊疗一体化技术有待进一步探索;机械地照搬照学导致临床效果不一致等。因此,实现光动力疗法技术的规范化、精准化、个体化、同质化还需努力。

　　中华医学会激光医学分会在成立30周年之际,组织编写《激光医学临床实践》系列丛书,作为分会常务委员兼光动力治疗与肿瘤学组组长的胡韶山教授,邀请全国光动力专家共同编写了本分册,旨在为广大医务工作者提供一本实用性较强的参考书。

　　本分册既涵盖了光动力疗法的基础理论知识,又详细介绍了治疗不同学科疾病的真实病例,可帮助医务人员更好地理解光动力基础知识,规范运用光动力基本技术,不断推进医药器械全面合作创新,进一步建设完善的光动力疗法技术体系,推动光动力技术发展,更好地服务于临床患者。

中华医学会激光医学分会主任委员

任龙喜

2023年10月　于北京

前 言

肿瘤,作为现代人类健康的主要杀手,一直是医学界关注的热点。在全球有关专家对于手术、放疗、化疗等常规治疗不断探索完善的同时,光动力疗法作为一种新型的微创肿瘤精准治疗方式也在快速发展。

在中华医学会、中国抗癌协会的带领下,光动力专家学者们为我国光动力疗法的发展作出了卓越贡献,奠定了扎实的基础,并努力将光动力疗法普及全国。

随着肿瘤切除技术的发展、激光设备的进步、光敏剂的更替等,光动力疗法在发展中的问题也逐渐暴露出来,如部分医师对光动力疗法的原理机制了解不足、部分医院对光动力机器及光敏剂的使用不规范、医师对于光动力疗法的不良反应不能有效应对等。为此,要突破光动力发展的瓶颈,亟须一部深入分析原理、规范操作流程、指导术后评估的共识,为各学科医生提供切实有效的指导。

2022年,中华医学会激光医学分会继续秉承"传承、融合、创新、发展"的方针,坚持"树品牌、强服务、保质量"的发展理念,"撸起袖子加油干",争取"让更多的人了解光动力、让更多的医师会用光动力、让更多的患者因光动力疗法而受益",邀请全国各学科光动力疗法领军专家,共同编写《激光医学临床实践 光动力疗法与肿瘤分册》。期望通过讲解光动力的原理及操作规范,分享各学科临床实例,全面提高全国从事光动力疗法诊疗工作医师的技术水平。

全书共分为两大部分,第一章深入挖掘光动力疗法的原理,讲解激发光与光敏剂的使用;第二章至第八章详细讲解包括神经外科、呼吸科、消化科、泌尿外科、妇科、皮肤科和肿瘤科多模态的光动力疗法临床实例。

感谢各位专家同道无私地将临床经验奉献给大家,希望本书能为中国光动力疗法的规范化、精准化、个体化、同质化发展提供可靠的依据和参考,为广大肿瘤患者带来新的曙光。

胡韶山

2023年10月

目 录

第一章

总　　论

第一节　国外光动力疗法的发展历史

一、关于光

3000 年前,古印度、古埃及和中国都有用某些含有光敏物质的植物和照光来治疗白癜风的记载。用自然光进行治疗的日光疗法和人工光疗法即光疗由丹麦医师与科学家 Niels Ryberg Finsen 在 19 世纪末发明,当时的人们已经知道,光可以激发免疫系统并能够对抗感染。18 世纪后期,光疗成为某些结核病的主要治疗法,特别是皮肤、骨关节结核。由于太阳光并非时时刻刻都能使用,光疗的发展受到了极大的限制。Niels Ryberg Finsen 发明的 Finsen 灯在有效地解决了这个难题的同时还解决了强光灼伤皮肤的问题,在当时对狼疮(又称皮肤结核)治疗非常有效,他也因此获得了 1903 年的诺贝尔生理学或医学奖。1921 年 3 月在丹麦的哥本哈根,Finsen 研究所正式成立,开展光医学方面的研究,开启了现代光医学的光辉历程。

二、光疗

光疗的出现可以追溯到史前,健康的希腊人和罗马人在一个特殊的房间——日光浴室,进行日光浴。在 20 世纪,瑞士医生 Bernhard 和 Rollier 倡导将日光疗法用于结核治疗。在古代印度曾使用补骨脂的萃取物(现已知其含有呋喃骈香豆素),口服后光照,可治疗白癜风。1901 年,Finsen 出版了《光疗》一书,书中记载他做了不同颜色的光对动物的作用的实验,提倡利用去掉紫外辐射的红光来减少牛痘产生的瘢痕。其最重要的贡献是发现利用日光或滤去热的碳弧灯来治疗结核在皮肤上引起的一种狼疮,这个方法后来在北欧地区十分流行。

17 世纪的英国,由于工业污染,一些儿童罹患佝偻病,多年来始终没有找到有效的治疗途径。直到 1920 年,结合民间治疗方案,人们才开始大规模使用光照或通过向食物中添加鱼油来治疗佝偻病,取得了良好的效果。1919年,Huldschinsky 阐明光疗可以治愈佝偻病,并说明了维生素 D 的结构及其在人体内代谢的光化学步骤。生理情况下,人体的大部分维生素 D 主要来自食物,而光照可以使人体产生大量维生素 D。如今,在高纬度地区如西伯利亚,在冬天儿童都有组织地晒太阳。对于软骨病患者,口服或注射维生素 D,人体很难将其吸收,而 UV-B 照射可以大大增加血浆中 25-羟基维生素 D_3 的含量。

用 8-甲氧基香豆素在光照下治疗白癜风,掀起了近代用光化疗法治疗皮肤病的潮流,然后 1974 年 Parrish 等报道用 8-甲氧基香豆素和光控制银屑病(牛皮癣),近年来发现还可以治疗真菌病、湿疹。治疗原理是 8-甲氧基香豆素同 DNA 结合,用光激发,然后同 DNA 碱基反应,阻止了银屑病斑的过快生长,然而此方法只能控制病情,不能治愈,也有报道称其可能致癌。

光动力疗法的另一成功应用是对新生儿黄疸的治疗。1858 年 Cremer 等报道,英国埃塞克斯(Essex)市 Rochford 总医院儿科用阳光和人造可见光照射新生儿以降低血浆中具有神经毒性的非结合胆红素的浓度,从而使患者避免了血液置换治疗。

三、"光动力"的由来

可见光和化学物质联合作用导致细胞死亡的概念早在一个多世纪前就已被确认。1900 年德国大学生 Oscar Rabb 发现,在吖啶和某些类似的染料溶液中,草履虫在暗环境中生长良好,遇光照射则死亡,单用吖啶或光或将吖啶光照后再放入草履虫都不出现这种现象。Rabb 还发现了特征荧光,他认为引起体外毒性作用的并不是光本身,其假设这种作用是由光能量传递给化学物质所致,与植物在叶绿素吸收光的能量后所发生的反应相似。随后他的导师 von Tappeiner 指出了此种荧光物质在医学中的可能应用前景,并局部联合应用曙红及白光来治疗皮肤肿瘤。von Tappeiner 还证明了光敏反应中需要氧,为了将这种光敏反应与照相底板对光的敏感性(photosensitization)相区别,他在 1907 年最早提出了"光动力(photodynamic)"一词,现已为科学界所广泛接受。此后有许多研究证实,多种多样的生物体,从病毒、细菌、原虫到人体,各种生物分子均可因光动力作用而发生损伤破坏。

四、血卟啉的应用

关于光敏物质的研究中,血卟啉的发现可以追溯到 1841 年,Scherer 用浓硫酸处理干血粉获得不含铁的产物,但其荧光特性到 1867 年才有记录,直到 1871 年血卟啉作为光敏物质的特性才最后被确认。1903 年，von Tappeiner 与 Jesionek 合作探索伊红联合光照治疗数例患者的皮肤肿瘤。1911 年，Hausmann 首次报道了血卟啉生物效应，指出血卟啉与光对草履虫和红细胞的作用，并提出给予小鼠血卟啉后暴露于光所产生的某种产物可能成为肿瘤治疗药物的设想，并记录了皮肤反应和强光下所产生的急性、亚急性和慢性光敏反应的变化与光毒性。

1913 年，Meyer-Betz 为了验证血卟啉在人体所引起的光敏反应是否与小鼠一致，给自己注射了血卟啉，随后发现身体受到光照区域有持续的疼痛和肿胀，引起长达数月的严重光敏反应。1924 年，Policard 首次观察到血卟啉对动物肿瘤组织的荧光定位作用。他发现用伍德灯的紫外光辐照荷瘤大鼠时，瘤体可见红色特征荧光。这显然是由于血卟啉选择性聚集于肿瘤所致，但当时却有人认为，这是次级感染造成的，因为有人曾经在细菌培养基中观察到相似的荧光。

1942 年，Auler 和 Figge 给大鼠注射外源性血卟啉后，用紫外光照射时，观察到其能优先在肿瘤组织中聚集并发出橘红色荧光，随后用日光照射可损伤肿瘤组织。同年，Auler 与 Banzer 给接种了肿瘤的大鼠注射血卟啉后，发现在肿瘤和淋巴结有血卟啉选择性积聚，用石英灯照射后肿瘤坏死加剧。他们宣称将开始试治患者，后来因为第二次世界大战爆发，这项研究不得已中断了。1948 年，Figge 等报道应用移植瘤的荷瘤小鼠和正常小鼠，血卟啉能在肿瘤组织、网膜、胎盘组织与创伤组织中较多存留。此后有人开始尝试将光敏剂产生的荧光用于肿瘤诊断。

1951 年，Manganiello 和 Figge 研究了血卟啉对 3 例头颈部恶性肿瘤患者的肿瘤荧光定位作用，均未检测到荧光。与以前的动物实验相比，这次失败归因于给予患者的光敏剂剂量太低。1955 年，Rassmussan-Taxdal 等研究发现，血卟啉存在荧光定位效应，在肿瘤组织中可观察到典型红色荧光，而肿瘤附近的组织则鲜有荧光。1955 年，Peck 等在动物和人体上的血卟啉研究结果显示在所有的实验对象均观察到胆囊和胆道有明显的红色荧光。

五、血卟啉衍生物的荧光诊断

1956 年前后，Schwartz 用冰醋酸和硫酸处理血卟啉，获得一种复杂的卟啉物质混合物，后来被称为血卟啉衍生物（HpD）。他发现这种新物质的光毒反应比血卟啉强 2 倍，给予小鼠此物后持续对其进行光照可导致其死亡。光毒反应的严重程度取决于血卟啉衍生物的浓度和辐照光的剂量、光照时间及给药与照光的时间间隔。

随后，Baldes 和 Lipson 进一步证明了血卟啉衍生物对肿瘤的定位作用。

20世纪60年代早期,他们对血卟啉衍生物用于肿瘤检测产生了兴趣,并通过动物移植瘤证明:与血卟啉相比,较小剂量的血卟啉衍生物具有更好的肿瘤定位作用,并能更好地将肿瘤与正常组织区别开。1961年,Lipson等借助支气管镜和食管镜研究了血卟啉衍生物对恶性肿瘤患者的荧光定位作用,他们用汞弧灯光过滤后产生的400nm波长光通过光导纤维经内镜激活血卟啉衍生物,通过滤光板滤去汞弧灯反射光,发现许多不同的肿瘤都产生荧光,良性病灶未激发出荧光。

1967年,Lipson等进一步报道了50例肿瘤患者临床支气管镜荧光检测结果,在34例恶性肿瘤的支气管荧光检测中有32例观察到了荧光,所有良性病灶均无此现象。同年,Gray等用血卟啉衍生物荧光技术研究了颈部和阴道的病灶,所有34个恶性病灶中,33个可见荧光,还意外发现有约一半存在严重的发育异常的良性病灶也可见荧光。

1968年,Gregorie和Leonard等报道了应用血卟啉衍生物对肿瘤患者进行荧光检测的结果,得出血卟啉衍生物荧光技术对预测肿瘤边缘或检测被黏膜覆盖的恶性肿瘤方面并无意义的结论,虽然有几例鳞状细胞化生、慢性宫颈炎和1例无组织异常的患者也有荧光。1966年,Lipson及其同事在利用血卟啉衍生物对早期癌症和颈部恶性病变进行荧光检测时获得了良好的结果。1980年,Kinsey和Cortes等对血卟啉衍生物用于早期肺癌的定位诊断进行了评估,他们使用汞灯过滤的紫光与高频白光交替照射,在内镜检查中用肉眼观察到了肿瘤发出荧光,成功地对原位癌进行诊断。

1979年,早田义博(Hayata)和Dougherty在动物模型上证明了利用氪离子激光和血卟啉衍生物荧光进行早期肺癌诊断的应用前景。1982年,Hayata等系统研究了36例支气管肿瘤和4例化生,注射血卟啉衍生物后,内镜检查3例早期和33例较晚期支气管肿瘤患者显示荧光,确定了3个严重化生病灶。1983年。Kinsey等用血卟啉衍生物和过滤后的汞弧灯光对膀胱癌所做的研究证明:病理切片荧光与肿瘤组织学鉴定呈正相关,正常膀胱组织无荧光。

六、光源的探索

光动力疗法的发展离不开良好的光源,以往利用日光、灯光、白光进行的照射,效率很低。1960年世界第一台红宝石激光器问世,到20世纪70年代已有多种激光器进入临床应用。由于激光的单色性好、功率大,并可通过光纤传输,故可通过内镜进入人体深部,大大推动了光动力疗法的发展。

1974年,Tomson将吖啶橙注射到肿瘤小鼠的腹腔,用488nm波长的氩激光照射,观察到肿瘤组织出现特异性荧光和肿瘤细胞的坏死。这是激光首次用于光动力疗法的报道。1980 年以后，日本东京医科大学 Hayata、加藤等学者陆续报道利用染料激光器的治疗光源，以血卟啉衍生物对早期肺癌、胃癌、食管癌进行光动力疗法治疗，获得良好效果。1984 年，Berns 等提出了光动力疗法的照光计量换算表。1984 年，Gomer 等注意到 630nm 左右的光照效果较为显著。

七、光动力疗法应用于非肿瘤疾病和肿瘤

1900 年，Prime 首次报道将光敏剂注射入人体，并通过口服曙红来治疗癫痫，发现该治疗会使暴露于日光下的皮肤出现皮炎。进入 21 世纪，国际上关于光动力疗法的基础研究和临床应用继续深入和扩展。在临床应用方面，不仅仅是肿瘤治疗，光动力疗法也开始被用于治疗非肿瘤性疾病，如老年性视网膜黄斑变性、鲜红斑痣、动脉粥样硬化血管成形术后的动脉再狭窄等。

1959 年，Lipson 首次报道血卟啉衍生物的肿瘤荧光定位诊断特性和光动力杀伤作用显著优于血卟啉。1961 年和 1964 年，Lipson 先后报道 50 例支气管肺癌和食管癌患者的血卟啉衍生物荧光诊断结果，阳性符合率超过 80%，并首次建议开展"荧光内镜诊断"。1966 年，Lipson 报道血卟啉衍生物联合白光照射治疗胸壁上的乳腺癌转移灶，发现肿瘤部分坏死。但这项研究结果并未引起人们的注意。1968 年，Gregorie 等报道 226 例肿瘤患者的荧光诊断结果，其中恶性肿瘤 173 例，包括乳腺癌、宫颈癌、呼吸系统癌、皮肤癌、食管癌、黑色素瘤和视网膜母细胞瘤等，132 例发现典型的橘红色荧光，阳性符合率为 76.3%。

1972 年，Diamond 等发现，光和血卟啉单独使用均无作用，而对皮下接种胶质细胞瘤的大鼠注射血卟啉和照光，对肿瘤有显著的杀伤作用。1975 年，Dougherty 等报道，小鼠和大鼠的移植瘤经血卟啉衍生物介导的光动力疗法治疗后获得长期治愈。同年，Kelly 等也报道血卟啉衍生物介导的光动力疗法对小鼠接种的人膀胱癌细胞有显著杀伤作用。Dougherty 还发明了大规模生产血卟啉衍生物的正规工艺。1976 年起，以 Dougherty 为主要代表，许多学者纷纷开展光动力疗法临床治疗肿瘤的研究，这项技术在国际上蓬勃发展起来。学术界公认 Dougherty 为肿瘤光动力疗法的先驱者。

1978 年，Dougherty 首次报道了光动力疗法成功治疗大样本癌症患者的临床研究结果。25 例癌症患者，113 个原发或继发皮肤癌病灶（均系常规疗法难以治疗的），给予他们血卟啉衍生物后 24~168 小时用氙弧灯的红光辐照治疗，98 个病灶完全消失，13 个部分有反应，只有 2 个治疗无效，显示反应的原发肿瘤包括鳞状细胞癌、基底细胞癌、恶性黑色素瘤及乳腺、结肠和子宫内

膜原发肿瘤的转移病灶。研究结果表明,光动力疗法可成功地用于治疗各种恶性肿瘤,即使是常规疗法治疗失败的患者。Dougherty 的这一成果成为光动力疗法成功用于癌症临床治疗的奠基之作。

光动力疗法可用于治疗不能手术切除和对放射治疗(放疗)有耐受性的支气管肺癌,常可使肺癌获得奇迹般的改善,同时还发现它可用于不适于手术切除的早期肺癌的治疗。Ohi 和 Tsuchiya 于 1983 年报道,通过膀胱镜导入激光,利用光动力疗法治疗了 11 例表浅肿瘤。1984 年,McCaughan 等报道,他们利用光动力疗法治疗 5 例阻塞性食管癌,所有肿瘤病灶不分组织学类型均有反应,患者病情都得到缓解,其中 2 例患者在治疗 11 个月后依然能正常进食。

1985 年,Schumaker 等报道利用光动力疗法治疗 14 例膀胱原位癌,其中 11 例随访 26 个月未见复发。1987 年,Schumaker 等又用光动力疗法治疗了 19 例膀胱癌患者,其中 9 例达到近期治愈,即治疗后肿瘤消失,1 个月内未见复发,50 个肿瘤中消除了 37 个。同年,Hayata 等报道了利用光动力疗法治疗不适于或拒绝手术的表浅食管癌和早期胃癌患者的疗效,4 例食管癌患者达到完全缓解;16 例早期胃癌患者中,4 例单用光动力疗法治疗的均达到完全缓解;其余的 12 例随后进行手术切除,发现有 5 例做过光动力疗法治疗的亦达到了完全缓解。

1993 年,加拿大保健局宣布批准光敏剂 II 常规用于治疗膀胱癌。此后日本、美国、英国、德国、荷兰等十多个欧洲、美洲、亚洲国家也相继分别批准光动力疗法用于胃癌、肺癌、食管癌、宫颈癌等恶性肿瘤的治疗,光动力疗法在临床应用中的地位得到确立。近年来学者和临床医生们已发表了大量有关光动力疗法的基本原理及其治疗各种不同类型肿瘤的报道和综述[1-5]。

光动力疗法还可用于某些非癌性病变的治疗,如老年性眼底黄斑病、鲜红斑痣和银屑病等。直到现在,光动力疗法仍然是除了激光凝固以外,降低老年性眼底黄斑病失明危险的唯一可行的治疗手段,且已证明它是一种耐受性较好的疗法,能够稳定视力或减缓成人的视力丧失。有报道显示光敏剂和导管联合将光导入局部进行的光血管成形术,手术操作安全、耐受性好,且对治疗区血管壁损害小。光动力疗法对病毒性疾病如疱疹也有一定疗效,它还可用于净化血液和血液制品中的病毒与细菌等病原体。

八、光动力会议、组织及杂志

人类利用外源性光敏剂和光照射治疗疾病的探索,历史久远。这也许可以看作是最原始的光动力疗法治疗方案。但定量和实验性的现代光动力疗法研究,应该从 1900 年 Rabb 的工作算起。回顾国内外光动力疗法事业的发展历程,可以看到国际学术交流起到了重要的推动作用。1977 年 Dougherty 举办了第一次光动力疗法专题研讨会,1981 年在一次美国国家卫生研究院举办的学术会议上,曾举办光动力疗法专题分会场,参加者达 400 余人。1986 年在日本著名学者 Hayata 的倡议下,在东京举行了第一次国际光动力学术会议,参加者近千人,并同时成立了国际光动力协会(International Photodynamic Association, IPA)。此后每两年举办一次,2003 年第九届会议是在日本宫崎县举办的,2005 年的会议在德国,2007 年的会议则在中国举办,第十七届大会于 2019 年在美国召开。

一些国际著名的医药企业也在关注光动力疗法的发展,1989 年 Ciba 公司曾组织光动力疗法的专题研讨会,并出版论文集。一些国际医学和工程学的专科学会或团体的学术会议上,也都设立光动力疗法的专题或分会场开展交流。国际上还有美国激光医学会主办的《激光外科与医学》(*Lasers in Surgery and Medicine*)、英国的《激光医学科学》(*Lasers in Medical Science*)等大量报道光动力疗法研究与应用的学术期刊。2004 年,国际上第一本光动力疗法的专科学术期刊《光诊断与光动力疗法》(*Photodiagnosis and Photodynamic Therapy*)杂志创刊。此外,美国的《光化学与光生物学》(*Photochemistry and Photobiology*)、欧洲的《光化学与光生物学杂志:A. 光化学卷》(*Journal of Photochemistry and Photobiology: A. Photochemistry*)与《光化学与光生物学杂志:B. 光生物学卷》(*Journal of Photochemistry and Photobiology: B. Photobiology*)等杂志,也经常发表与光动力疗法相关的论著。我国《中国激光医学杂志》于 1992 年创刊,至今已有 30 余年的历史。国内外其他许多医学期刊也经常发表各自专业领域内光动力疗法方面的基础研究和临床应用的论文。这些都为国际学术交流提供了良好的平台,对光动力疗法事业的发展起到了很大的推动作用。回顾光动力疗法成长发展的曲折历程,可以相信,随着研究工作和临床实践的不断深入及发展,光动力技术必将成为肿瘤和其他一些疾病的防治事业中一项有力的补充手段,造福广大患者。

第二节 我国光动力疗法的发展历史

我国的光动力疗法事业起步与国外相差不多。1980—1981 年我国学者邹进、哈献文、李峻亨等通过不同途径引进了光动力疗法的治疗方案,并开始实验研究与临床治疗。1984 年起,光动力疗法被列入国家重点科技攻关项目,从光敏剂研发、激光器研制、基础研究与临床治疗四个方面,开展了全国性的大协作,参加的主要单位有中国医学科学院药物研究所、北京市制药工业研究所、扬州生化制药厂、中国科学院电子学研究所、中国医学科学院肿瘤医院等,全国不少省、市医疗和科研单位的学者以很高的热情投入了这项工作。在短短数年间,北京和扬州分别研制成功国产的血卟啉衍生物光敏剂,在临床应用中显示出良好的疗效,国产的氩离子泵浦染料激光器、铜蒸气泵浦染料激光器、金蒸气激光器、大功率氦氖激光器等激光光源也相继研制成功。

我国医务和科研人员采用国产的光敏剂和激光光源,到20世纪90年代中期共治疗了数以千计的肿瘤患者,效果显著;治疗的病种包括食管癌、肺癌、膀胱癌、宫颈癌等许多类型的恶性肿瘤,治疗的病种数和病例数都居世界前列,并首创了利用光动力疗法治疗肝癌、鼻咽癌、皮肤鲜红斑痣等新技术。在光动力疗法的基础科研工作中我国医务和科研人员也取得了许多成绩,与国际同行开展了广泛的国际交流。我国光动力疗法事业的蓬勃发展和取得的显著成就,赢得了广大国际同行的高度关注和评价。遗憾的是进入20世纪90年代末,由于种种原因,我国的光动力疗法事业逐渐被冷落,许多单位和人员纷纷转行,光动力疗法发展几近停顿。可喜的是进入21世纪,国内医学界、学术界和企业界的不少有识之士开始大力推动这项事业的发展,目前国产的光敏剂已经上市,国产的630nm大功率半导体激光器已经研制成功,有的企业正在大力研发新的光敏剂。北京、广东、上海、河南、黑龙江、四川、云南等地的一些知名医院相继成立了光动力疗法研究中心,光动力疗法事业出现了蓬勃发展的新势头。可以相信,光动力疗法在我国的肿瘤和疾病防治事业中必将发挥独特和积极的作用。

第三节　光动力疗法的基础知识

一、光动力疗法的概念

光动力疗法本质上是由光照引发的一种光敏化反应(photosensitization),也称光化学疗法(photochemotherapy)或光辐射疗法(photoradiation therapy,PRT)。静脉注射光敏剂,机体中的肿瘤组织大量吸收光敏剂,而正常组织吸收光敏剂甚少,在一定时间后,因光敏剂在靶细胞内优先聚集,当用特定波长的光照射肿瘤部位时,在分子氧的参与下,光敏剂吸收光子的能量后部分电子被激发,受激发的光敏剂将能量传递给氧,通过光化学反应,生成活性氧(reactive oxygen species, ROS),如化学性质活泼的单态氧、氧自由基,活性氧通过氧化作用攻击细胞结构,氧化损伤细胞膜或蛋白,当氧化损伤的积累超过一定的阈值时,靶细胞便开始死亡,肿瘤组织发生破坏损伤,从而达到治疗的目的(图1-1)。

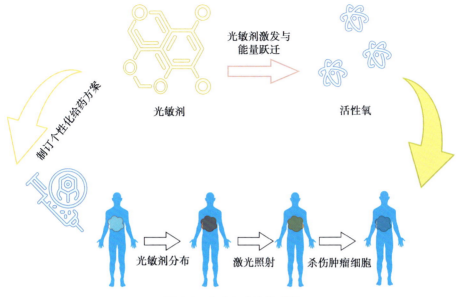

光敏剂激发与
能量跃迁

光敏剂

活性氧

制订个性化给药方案

光敏剂分布　　激光照射　　杀伤肿瘤细胞

图 1-1　光动力疗法模式图

　　光动力疗法的基础是光动力作用,需要具备的三个基本要素是激发光、光敏剂和分子氧。以下将分别就光动力反应、单态氧与自由基、光敏剂及光动力杀伤肿瘤细胞的作用机制等方面的问题进行叙述。

二、光源与激发光

　　1. 概述　最早应用于光动力疗法的光源是日光和传统弧光灯这类非相干光。非相干光容易使用、安全且价格低廉,主要用于表面病灶照射。1903年,德国慕尼黑大学的 von Tappeiner 及其助教 Albert Jesionek 用曙红和日光灯照射治疗皮肤癌和狼疮。1904 年,von Tappeiner 首次提出了“光动力效应”,1905 年他们继续在皮肤癌患者身上涂抹或注射曙红注射液,并用日光灯和碳弧灯照射进行光动力研究,取得了一定的效果。

　　直到 20 世纪 60 年代,美国梅奥诊所(Mayo Clinic)的 Lipsaon 首次使用血卟啉,正式开启了光动力疗法在肿瘤领域的应用。光是其中不可或缺的三要素之一,Brancaleon 和 Moseley 在 2002 年曾提出对光动力光源的基本要求:需与光敏剂的激发波长(通常为最长的波峰)相匹配,并可在这个波长形成足够的能量,传输到靶组织发挥最大的效能;所选择的光源在临床应用时可靠性强,并且成本低廉。

　　2. 光源　光源即能自己发光且正在发光的物体。作为工程技术中的照明器件和科学研究中的认识工具,光源在物质结构研究、化学成分分析、工程检验测量和疾病诊治等方面广泛应用。光源一般可分为天然（或自然）光源和人工光源，人工光源包括热光源、气体放电光源和激发光源等。

（1）天然光源：太阳是一个巨大而炽热的气体星球，是太阳系的中心天体，是最重要的天然光源。在地球表面，太阳光在500nm处达到极大值。由于臭氧层的吸收，其紫外部分只延伸到290nm。

只有少数恒星足够亮可视为独立的辐射源。大多数恒星所产生的辐照远低于一般能探测到的灵敏阈值，但这些恒星的密度大，数量众多，在大气层外可产生相当的辐射背景。

大气辉光和极光由来自太阳的物质或能量与地球大气层相互作用产生，也属于天然光源。闪电由云与云或云与地之间放电而发光，也是天然光源的一种，其光谱为大气成分的带状谱和线状谱。

（2）热光源：利用热能激发的光源称为热光源，其辐射为连续光谱。黑体为辐射能力只与温度有关的辐射体。辐射光谱分布与黑体十分接近的热辐射体称为灰体，如炽热的钨。任何非黑体的辐射能力均小于同温度下的黑体。黑体和灰体的光源主要在光度测量中用作标准光源。但它们的应用仅限于红外与可见波段，因它们的辐射极大部分在近红外，仅当温度很高时才移动至可见区。

黑体光强标准器的辐射体是由熔融氧化钍制成的试管，试管内装有氧化镁粉末。试管插在铂块内，使铂块封在熔融氧化钍制成的坩埚内，上面有开着小孔的盖子。小孔周围有一个漏斗形外罩构成坩埚盖的一部分，坩埚放在一个装满氧化钍粉末的圆柱形耐火容器内，其周围是高频感应炉。用高频电流进行加热，铂可以熔化。测量可以在铂凝固的时间内进行，这时温度保持不变，可使辐射源的亮度保持严格不变。

1）白炽灯、白炽条和白炽网：白炽灯发光伴随热辐射，有80%~90%的能量转换为热能，10%左右的能量转换为光能。普通的白炽灯一般由灯丝、引线、支架、泡壳和灯头等组成。大部分灯泡内充有氩气、氮气或氩气和氮气的混合气体，惰性气体主要用于抑制灯丝蒸发，极少数小功率灯泡内是抽真空的。灯丝是白炽灯的主要部分，其要求是熔点高、蒸发率小、在可见光谱区有较多的能量辐射。随着温度的升高，多数材料的辐射总能量及可见光在辐射中所占的比重均增加。蒸发率决定着白炽灯的寿命，两者成反比关系。金属钨能够较好地满足以上要求，易于加工成丝，且机械强度大，因而几乎所有的白炽灯都用钨做灯丝。白炽灯的光效能虽不高，但是由于其构造简单，使用方便，具有连续光谱，是应用最广的照明光源之一。白炽钨灯按黑体辐射标准校准后可作为很好的次级光标准器。白炽条和白炽网常用作红外光谱段的辐射源。

2）火焰：火焰接近于热光源，由液体或气体燃料燃烧产生。一般分内锥和外锥两层，内锥中的燃料进行不完全燃烧，外锥中，大量流入的氧气使燃烧充分，因此外锥温度总高于内锥，而内、外锥之间的中间层温度最高。如带空气或氧气喷口的煤气火焰、氧 - 乙炔焰或空气 - 乙炔焰、酒精焰与烛焰等。

（3）气体放电光源：气体放电光源为置于气体中通过两电极之间放电发光的光源，分为开放式气体放电光源和气体灯。

1）开放式气体放电光源：若电极置于大气中，则为开放式气体放电光源，如电弧和高压电容火花。开放式弧光放电形式的光源称为电弧，电弧有直流电弧、高压交流电弧、碳弧等。直流电弧的电极可以是碳或金属电极。高压电容火花也属于开放式气体放电光源，高压交流电弧和高压电容火花都属于交流振荡放电。碳弧按发光情况的不同可以分为普通碳弧、火焰碳弧和高强度碳弧，其中普通碳弧和高强度碳弧一般是直流的，火焰碳弧既可工作于直流，也可工作于交流。

2）气体灯：若光源的放电过程是密封在泡壳中进行的，则常称之为气体灯。气体灯的发光过程中，等离子体发生的各种物理过程与普通电弧等离子体十分相似，且主要利用的是电弧放电。有些气体灯也利用辉光放电，或辉光放电与电弧放电的中间形式。电弧放电的电流较高而电压较低，辉光放电的电流较低而电压较高。根据灯内所充发光气体的不同，气体灯可分为金属蒸气放电灯如汞灯和钠灯、金属卤化物灯、惰性气体放电灯如氙灯和氪灯及大多数脉冲灯等。

3）辉光放电气体发光管：辉光放电气体发光管的典型代表是充有氩或氖、水银、氢、氦等气体的盖勒斯管。利用辉光放电的各种辐射源的发射光谱中有很窄的谱线，但光源亮度一般比较小。这种光源不适合照明工程，但可做成各种形状的彩色弯管，在实验室中主要用于进行微量元素分析和研究光谱的超精细结构。

4）汞灯：即水银灯，是利用水银蒸气放电发光制作成的灯。汞灯的光学特性强烈地依赖于灯在某工作温度下水银蒸气压的大小及灯的工作条件和结构特点。按蒸气压的大小和发光特性，汞灯可分为高压汞灯、超高压汞灯、低压汞灯等。高压汞灯不仅可用于照明，还可用于保健日光浴、化学合成、荧光分析等。其发光光谱在可见光和紫外光谱中均有辐射，其中可见光约占总辐射能的37%。高压汞灯的发光效率高，发光体积小，但光色缺乏红色成分，偏蓝绿，因此被照物体不能呈现本色，但可采用在灯壳内壁涂荧光粉等措施弥补。超高压汞灯的汞气压更高，也更亮。低压汞灯的水银蒸气压一般为0.8Pa，低压汞灯的发光光谱主要是紫外辐射。低压汞灯有两类，一类是热阴极弧光放电型，另一类是冷阴极辉光放电型。热阴极弧光放电型的灯壳内壁涂有荧光物质薄层,以吸收汞气的紫外辐射并将其转换成所需波段的辐射。低压汞灯最常用于照明,如日光灯,也常制成诱虫用的黑光灯。冷阴极汞气辉光灯主要用作紫外光源,若在灯管中充入能发彩色光的气体,可做成霓虹灯。其灯管一般为"U"形或直线形,两端各放一冷阴极,极间有电势差。

5)钠灯:即钠蒸气放电灯,放电过程与汞蒸气相似。根据蒸气压的大小,钠灯分为低压钠灯和高压钠灯。低压钠灯大部分的辐射集中在可见光谱区的共振线上。钠灯一般制成"U"形,以延长电弧,提高效率。小功率的低压钠灯主要用于光谱仪器,可作为偏振计和旋光计等单色光源。40W 以上的低压钠灯主要用于照明,但显色性差,在其照明下难以区分为黄色和白色,以及蓝色和红色。高压钠灯的谱线在可见光谱区比低压钠灯更丰富。高压钠灯的钠气压在(2.7~3.3)× 10^4 Pa 时光效率最高,这时光呈金白色;当气压提高到 6.7×10^4 Pa 时,光为白色,但此时光效率有所下降。高压钠灯依靠其中的惰性气体启动。灯中还充有一定量的汞蒸气,目的是提高发光效率,减少热损耗,并改善灯的颜色。高压钠灯的体积很小,功率密度和亮度都很高,且紫外辐射少,因而非常适用于高亮度、高效率的照明场所。

6)金属卤化物灯:金属卤化物中,以碘化物性能最为优越,应用也最广泛。金属卤化物有两个很好的特性:一是金属卤化物的蒸气压一般比金属本身的蒸气压高;二是除金属氟化物外,其他金属卤化物都不与石英玻璃发生明显的化学反应。金属卤化物灯按光谱特征大致分为四类:一是选择几种发射强线谱的金属卤化物加在一起,获得白色光源,碘化钠 - 碘化铊 - 碘化铟灯为典型的代表。此种灯的光效率高,光色好,可用于街道和室内照明。二是利用在可见区能发射大量密集谱线的金属,得到类似日光的白光,碘化镝 - 碘化铊灯为典型的代表。此种灯显色性较好,光效率较高,也是很好的照明光源。三是利用高气压的金属蒸气放电,或用分子发光产生连续辐射获得日光色的光,如超高压铟灯和氯化锡灯。超高压铟灯的光效率高、尺寸小、光色好,适合用作显微投影和电影放映用光源。氯化锡灯的光谱曲线与日光几乎重合,适用于室内外照明、印刷、摄影等。四是利用有很强共振辐射的金属产生的光。使用金属卤化物可以较方便地得到所需要的光谱辐射。如用碘化铟、碘化铊、碘化锂可做成蓝、绿、红三种颜色的灯,这些灯光色的特点是纯度很好,是极好的装饰和特殊照明光源。

7)氙灯:氙灯的电极一般用钡钨、钍钨、铈钨等耐离子轰击材料制成,灯管由石英玻璃制成,内充有氙气。按电弧的长短分为长弧氙灯与短弧氙灯,按冷却方式分为自然冷却、风冷、水冷等。有"小太阳"之称的长弧氙灯适合于广场、码头等大面积照明区域,还可用于布匹颜色检验、光化学反应等。水冷式的长弧氙灯亮度高,体积小,很大一部分红外线被水吸收,可作为复印机等的光源。与长弧氙灯相比,短弧氙灯中氙的浓度更高,电离度更大,因而光谱更趋于连续。短弧氙灯工作时氙气压极高,又被称为超高压氙灯。短弧氙灯极间距很短,是亮度极高的点光源,且启动时间短,光源光色好。小功率短弧氙灯可用于各种光学仪器,如用于电影放映。

8)氪灯:氪灯一般由圆形石英玻璃管制成,内充氪气,两端封入尖端形阴极和圆柱形阳极,电极采用电子发射率高、熔点高且不容易溅射的钍钨或钡钨材料制成。氪灯工作于弧光放电状态。氪灯内气压很高,其着火和触发电压都很高。着火电压是正常触发强度(即电压和功率)的情况下,使灯点亮时需要加在灯上的最低直流电压,作用是在灯中产生一些离子。着火电压和触发强度的大小与充气气压、灯本身结构、气体纯度等有关,但着火电压低于其最低值,触发电压再高也不能点亮灯。可采用预燃法点亮氪灯:在着火和触发电压作用的同时,还需一个辅助高压,使氪灯产生一个小放电沟道,电流在几十到几百毫安之间。氪灯的辐射光谱,呈现强烈的线状光谱,连续谱区的峰值强度比线光谱小几个数量级,原因是氪灯在连续运行时电流密度较低。

9)脉冲灯:脉冲灯是除激光器之外最亮的光源,广泛用于摄影光源和激光器的光泵,并可作为印刷制版光源。脉冲灯内的放电气体大都是惰性气体。在可见和紫外光谱区,各种惰性气体脉冲灯的连续光谱占优势,在红外区有较强的线状光谱。与短弧氙灯、高压汞灯等连续发光光源不同,脉冲灯能在极短的时间内发出很强的光。脉冲灯依靠贮能电容器的充放电提供能量。电容器中储存的大量能量在极短的时间内通过脉冲灯放出,而产生极强的闪光。在激光技术中,脉冲氙灯是常用的泵浦光源。

10)原子光谱灯:又称空心阴极灯的原子光谱灯,发射的主要是阴极金属的原子光谱。由于谱线不仅强度大而且线宽很小,稳定性很高,因而广泛应用于元素的光谱分析,如微量元素的光谱分析。

(4)激发光源:激发光源对光动力疗法的影响主要与激光器的输出波长、工作方式和输出模式等参数有关。

1)波长与光子激发能量:光的波长不同,每个光子所含的能量也不同,频率越高波长越短,光子所含的能量也越大。在光敏化体系中,光的发射、吸收和透射过程都是以整数个光子进行的。一个光敏剂分子吸收一个光子被激发到单光子能量比基态高的激发态。因此单光子能量必须大于光敏剂单重态的能量,才能激发一个光敏剂分子形成单重激发态。在大多数情况下,光子的能量不能恰好与光敏剂分子的第一单重态能量相匹配,最先产生的激发态往往是振动能级较高的单重态。第二单重态再通过转换途径退激到第一单重态并释放部分能量。就激发光子能量而言,在光动力疗法中使用的激发光波长不能太长。理论上激发光的波长应在 1 000nm 以下。即使光敏剂对波长大于 1 000nm 的光有强吸收，但由于光敏剂的第一激发单重态的能量较低，相应三重态的能量就会更低，如果低于 $^1O_2$ 的能量，就不能将能量传给基态氧。

2）波长与光敏剂的作用光谱：为了产生最大的光动力效应，所选择的光动力疗法光源应按照最佳匹配原则，即使激发光波长与光敏剂的吸收光谱有最大限度的重叠。但是光敏剂的吸收光谱在不同的条件下会有很大变化，在均相有机溶剂中测定得到的吸收光谱不能很好地代表光敏剂在细胞内的吸收光谱。光敏剂的作用光谱表示不同激发光波长对光敏剂产生某一特定生物效应的激发效率。它以产生某效应所需要入射光指数的倒数对波长的曲线来表示，作用光谱的峰代表最有效的波长，表示在这些波长只需要较少的入射光子就能产生这种效应。光敏剂在产生不同的生物效应时会有不同的作用光谱。因此，在叙述作用光谱时，必须说明是什么生物机体、什么效应和什么条件。根据光敏剂的作用光谱来选择激发光源更容易得到理想的治疗效果。

3）波长与光动力疗法的作用深度：光动力疗法的作用深度与激发光波长有关。医学上常用光穿透深度来描述生物组织的光透射性。激发光对软组织的穿透深度大致可分为三个波段。

浅穿透波段：属于软组织强吸收、低散射波段，波长范围为紫外光和红外光区，其反射率仅为 4%~5%，几乎全部光都能被软组织吸收。此波段对软组织作用范围浅而窄。

中穿透波段：软组织对此波段光的吸收与散射大致相当，波长范围为450~590nm。光窗中波长在 1 000nm 以上的红外光所含光子能量低，不能有效激发光敏反应，因此光动力疗法主要采用中穿透波段光和第一光窗中600~800nm 波段光。在 450~800nm 的波段，光穿透深度随波长而增加。组织光穿透深度随波长变化的趋势：在 450~550nm 波段，组织光穿透深度随波长增加的幅度较小；在 550~650nm 波段，组织光穿透深度随波长急剧增加；在650~800nm 的波段，组织光穿透深度随波长增加的幅度减小。400nm 波长的穿透深度约 1mm；514nm 波长的穿透深度 0.5~2mm；630nm 波长的穿透深度1~6mm；700nm 波长的穿透深度最大可接近 8mm；800nm 波长的穿透深度最大可达 10mm。

深穿透波段：属于软组织强散射、低吸收波段，散射系数比吸系数大 2个数量级，称为软组织低光学吸收窗口，简称光窗。第一光窗的波段为 600~1 300nm，是由于组织吸收体的电子跃迁弱和水吸收不强所致。第二光窗的波段为 1 600~1 800nm，是由于水吸收弱。光窗波段激光是作用软组织最深的波段,其中近红外光能透过 10mm 的软组织。

4)工作方式:激光器有脉冲输出、连续输出、巨脉冲输出和超短脉冲输出等工作方式,光动力疗法中使用前两种工作方式的激光器。多数学者认为,工作方式对光动力激发效率没有很显著的影响。目前在临床光动力疗法中应用的连续输出的激光器有氩离子泵浦染料激光器和氩离子激光器等,脉冲输出的激光器有铜蒸气激光器、金蒸气激光器、铜蒸气泵浦染料激光器等。

5)输出模式:激光器有单纵模、多纵模、单横模和多横模四种工作模式。目前在光动力疗法中常用的几种激光器都是多横模模式,其激光器输出的光斑由多个光点组成,中间最亮,外周较弱。这种光斑的光强分布不均,在治疗中要注意调整照射部位,以保证组织光敏损伤的均匀性。

(5)光动力光源具备的特点:光源的选择需要基于光敏剂的吸收性(包括荧光和作用光谱)、病灶情况(包括位置大小组织特性和可及性)、费用等。为得到理想的治疗效果,光动力疗法光源应具备的特点有:光源所产生的光波长处于正常组织不能吸收的范围,对正常组织不会造成影响;该波长的光波能最大限度地被光敏剂吸收,以达到充分激活光敏剂的目的;可产生较高的输出功率,保证组织的穿透能力,为光化学反应提供所需的能量;体积小,安装操作和维护简单,智能集成,并且环保;具有较强的系统稳定性,长久使用不会出现波长漂移或功率衰减;直接输出或经耦合光传输系统输出的光斑能量分布均匀。但是并没有哪一种光源能适应所有的光动力疗法适应证。

(6)光源波长与光敏剂的作用光谱:光源首先应具有与光敏剂和靶组织光动力学特性相匹配的发射光谱和输出功率,其发射光谱的确定是兼顾光敏剂吸收率和激活率及光对靶组织的穿透率后的优化选择。为了达到最佳的光动力效应,选择光源时应使其激发光波长与光敏吸收光谱最大限度地重叠。

光敏剂的作用光谱指激发光产生光动力效应的波长范围,作用光谱的峰代表最有效的波长,表示在此波长只需要较少的入射光子就能产生光动力效应。此光谱应能在生物组织的生物光学窗口呈现高吸收率和高激活率,而在日光光谱的强辐射波段呈现低激活率或低吸收率,以获得较大的光动力杀伤深度和较小的皮肤不良反应发生率。当前常见的光敏剂中,卟啉类的作用光谱位于红光区低段(630~640nm),二氢卟吩类的作用光谱位于红光区中低段(650~660nm),酞菁类的作用光谱位于红光区中高段(670~680nm),苯并卟啉类的作用光谱位于红光区高段(690~700nm)。

3. 肿瘤光动力光源的主要类型 历史上曾将白炽灯和卤素灯用于局部光动力疗法,通过光学滤波器选择发出适当的波长。但因为其能量转换率较低,发热过高,导致滤波器寿命较短,目前已经很少应用,仅在一些体外研究或临床前实验中出现。拥有较宽光谱的非相干光或相干光源都可以与光敏剂的最理想吸收峰匹配。

（1）滤光灯光源：在早期的光动力实践和临床研究中，维护简单、制作容易、价格便宜且大功率的滤光灯曾经是主要光源。滤光灯照射面积较大，通过光导管发出较大的光斑，适合用于较大面积的病灶，但是由于无法与光纤耦合从而进入内镜，因此仅限于表面或皮肤疾病的光动力疗法治疗。与激光相比，其光谱较宽，因此常与窄带、短传、长传滤光片结合使用。窄带滤光片可以选择发射 10nm 内的光，短传滤光片可以遮挡由灯丝发出的能导致治疗区域发热或能损坏灯具光学器件的红外光，长传滤光片可以帮助遮挡紫外光。

1）钨丝石英卤素灯：钨丝石英卤素灯是向石英泡壳中加入钨丝灯丝，冲入氩气并添加微量卤素气体，是常见的白炽灯。当灯泡内钨丝的温度升到一定程度时，可发射从紫外到近红外波段的光，其总能量比较高。有学者将其引入光动力疗法，他们使用幻灯机的灯泡通过滤光片来照射实验动物。这类灯的作用光谱可以在 350~850nm 较宽的光谱波段，主要用于局部 5- 氨基酮戊酸光动力疗法（5-aminolevulinic acid photodynamic therapy，ALA-PDT）治疗方案，其最大吸收峰在 635nm。

2）氙弧灯：氙弧灯通过灯泡中氙蒸气里的电极所产生的电弧放电发光，其光谱较宽在 300~1 200nm，在整个可见光谱区有基本连续和均匀的频谱。色温接近太阳光，可获得比较高功率的输出。通过在输出端结合窄带带通滤光片，能剔除红外光，防止产生热源。此类灯主要用于实验室，但也曾应用于临床中，主要用于非黑色素瘤性皮肤癌或其他皮肤病的光动力疗法治疗。

3）金属卤化物灯：金属卤化物灯由汞和金属卤化蒸气组成，利用电弧放电发光，可产生一个较宽的发射光谱，这是由多条谱线重叠组成的近似连续的光谱，最终的发射光波长取决于灯泡内充盈的气体。金属卤化物灯是一种典型的用于光动力疗法的宽频带光源，通过滤光片可以选择发射 590~720nm 的光，治疗病灶的直径可达 20cm，可以治疗非黑色素瘤性皮肤癌、外阴上皮内瘤变等，但这类灯只能用于直接照射。

4）荧光灯：目前大多数光动力光源的荧光灯在 400~450nm 波段内，光的穿透深度非常表浅，仅限用于治疗浅表皮肤疾病。

（2）激光光源：激光具有亮度高、单色性好、方向性强、相干性好等特点，能在特定波长上产生高能量的较窄光谱带宽的单色光，激光发出的光束能够聚焦，并能通过光纤传输到靶组织，同时结合各种腔镜、内镜和影像引导设备的使用，使腔内或组织间的照射容易实施，突破了光对人体组织穿透深度的限制，特别适合用于肿瘤治疗，因此激光成了肿瘤光动力疗法的主要光源。

从光动力医学的发展历史来看,临床中只有氩离子泵浦染料激光(argon-puraped dye laser)和磷酸钛氧钾(KTP)泵浦染料激光比较令人满意,这些激光器能与光敏剂的吸收光谱峰值匹配,并可在治疗时间内提供足够的光能量。而且这些激光的主要特性还包括波长可调节,即通过使用不同的染料,取得不同的波长等。这样在进行各种研究时可以配合不同的光敏剂,而不需要花费更多以分开配置。

1)氩离子泵浦染料激光器:20世纪70年代晚期到80年代早期,氩离子泵浦染料激光器曾大量应用于临床的光动力诊疗中。作为早期临床光动力疗法的标准光源,氩离子泵浦染料激光器是以氩离子激光器为泵浦光源的染料激光器,在中国和美国应用非常广泛。这类设备大多体型巨大,通常被固定安装在光学试验盒上。利用其高功率,用户可以通过光束分配器将主光束分割为多个子光束,通过多路光纤传导到不同的治疗区域,或者在较大的腔体器官中多点照射以达到光剂量均匀的目的。虽然体积庞大、笨重并且操作烦琐,但是大型氩离子泵浦染料激光器能胜任光动力疗法的要求,它们可以提供必要的能量并具备灵活性,特别是在早期研究中,常常需要使用单个或多个光纤输出不同功率用于测定光剂量。1995年美国研制的氩离子泵浦染料激光器获得美国食品药品监督管理局(FDA)批准上市这是FDA批准的第一个可用于肿瘤治疗的光动力光源。

泵浦光源的氩离子激光器是一种惰性气体激光器,利用气体放电使氩原子电离并激发,输出可见连续激光,主要波长为488nm(蓝光)和514.5nm(绿光)。氩离子激光器的输出功率随放电电流密度的增大而迅速增长,最大功率可达到一百多瓦,是目前在可见光区连续输出功率最高的激光器。染料激光器是以有机染料为激活物质,溶于甲醇或水的激光器,主要组成部分是染料池、泵浦光源、谐振腔和波长调谐器。其特点是激光波长在很宽的范围内连续可调,激光谱线宽度窄。利用氩离子激光器的几条激光谱线,氩离子泵浦染料激光器大致可以激发出可见光的全部光谱区的连续染料激光,目前可以在630nm波长激发连续波,谱线宽度可达10^{-5}nm量级,是一种窄带宽、高功率、宽调谐范围的激光。氩离子发出的光斑直径很小,氩离子可在其光束中传输很高的能量,通过泵浦后的输出光功率密度为$10\sim500$mW/cm^2。

2)金属蒸气激光器:金属蒸气激光器可满足临床光动力疗法或科学研究的需求。迄今为止,欧洲的研究者们仍喜欢使用这类激光,其光斑较大,可以用于治疗较大的病灶,如皮肤,而不需要使用光束扩展器。这种激光器也能耦合到光纤,通过内镜用于头颈部肿瘤、口腔癌前病变、肺癌、食管癌、膀胱癌等的治疗。

金属蒸气激光器的工作物质是金或铜蒸气,只能以脉冲方式工作,主要包括金、铜蒸气激光器。其原理是将激光管内的金属或者金属化合物在减压的情况下加热到汽化,之后将高压脉冲加到管内进行激发,即让电子通过气体介质并碰撞气体粒子,将其激发到高能级并形成激光束。相比氩离子泵浦染料激光器或铜蒸气激光器,金蒸气激光器最明显的优势是不需要耦合染料激光器即可生成激发光敏剂所需的输出波长。但金蒸气激光器需要定期补充黄金以维持输出功率,使用成本较高。铜蒸气激光维护成本相对低,但由于可发出 511nm 和 578nm 两个波长的可见光,需要连接一个染料激光模块才能保证最终产生红光。

金 / 铜蒸气激光器在一定程度上可以移动,存在一些缺点,如需较长的预热时间和冷却时间,在临床使用时设置较烦琐;为使金属汽化,必须具备使金属变为蒸气的电热装置,为获得足够的蒸气压,电热装置的温度往往高达上千摄氏度,因此这类激光器工作温度很高,存在严重的工艺问题。金属蒸气激光器还有一个重要问题,就是其脉冲的工作方式。在光动力疗法中,连续波和脉冲波的光传输效率不同,脉冲波的组织穿透性随着能量的增加而增大,在具有相同的能量时,脉冲液的组织穿透性远大于连续波。但由于光敏剂对脉冲波的吸收比连续波少、脉冲波对肿瘤周围正常组织的破坏比连续波严重及脉冲波容易导致局部肿瘤组织的汽化等因素,脉冲激光治疗的复发率高于连续激光。

3)KTP 或 KTP/YAG 染料激光器:20 世纪 80 年代一个很重要的进步就是磷酸钛氧钾(KTP)和脉冲掺钕钇铝石榴石(Nd:YAG)激光代替了氩离子激光,它解决了水冷、可靠性等问题。KTP 或 KTP/YAG 染料激光器就是以 KTP 或 KTP/YAG 激光器为泵浦光源的染料激光器,缺点是比较笨重、成本高昂和使用维护不方便。1995 年美国研制的 KTP 激光综合治疗系统获得美国 FDA 批准上市。作为泵浦光源的 KTP 或 KTP/YAG 激光器是使用较广的固体激光器,工作物质都是金属离子,其浓度比气体大,因而可以获得较大激光输出,但固体热效应严重,连续输出功率不如气体激光器高。

相对其他光动力疗法的光源,该系统的主要优势是:尽管也受到大小、重量和水冷要求限制,但其具有可携带性;内置一个控制面板并带有转盘调谐器,具有可调谐性;易用性。染料激光器和 KTP 激光系统都能自由移动。

4)氦氖激光器:氦氖(He-Ne)激光器也是最早研制成功的气体激光器,属于中性原子气体激光器[6]。受激辐射跃迁将产生不同波长的激光,氦氖激光器的常规输出激光波长有 632.8nm、543nm 等,其中在光动力疗法中最常用的是 632.8nm,可连续输出。与其他激光相比,氦氖激光器的主要特点为:发散角仅为 10^4 弧度数量级,因此方向性好;谱线宽度窄,单色性好;相干性好;应用广泛。氦氖激光器由工作物质氦氖气体、激发电源及谐振腔构成。工作气体被储存在放电管中,谐振腔主要是用于维持光振荡,增大光强,选择激光束的方向,选择光频及提供激光输出通道。在激发电源释放的电子流的激励下,工作气体发生非弹性碰撞,使电子跃迁,从而放出光子。其中产生激光跃迁的工作气体是氖气,氦气是辅助气体,用以提高氖原子的泵浦效率。

氦氖激光输出功率随总气压的变化有一个极大值。当气压较低时,输出功率随气压的增大而增大,逐渐达到极大值,继续增大气压,输出功率反而下降。此外,输出功率还随着放电管长度的增加而增大。在使用或存放一段时间后,其输出功率也会逐渐降低。由于输出功率的局限,氦氖激光器在光动力疗法治疗肿瘤中的应用一直受到限制。近年中国科学家提出采用扁平放电管技术设计制造氦氖激光管,可适当增加放电管的横向截面而明显提高激光器的激光输出功率,从而获得较大功率氦气激光输出。

5)半导体激光器:2000 年以后,半导体激光逐渐成为光动力疗法的主要光源。半导体激光器以其体积小、重量轻、高功率、易安装等优点开辟了激光医学发展的新纪元。它也可高效地耦合到光纤,进行腔道内照射。其单色性可以最大效率地活化光敏剂。随着半导体技术的发展,英国率先制造了全球第一台光动力半导体激光器。1999 年这种激光器获得美国 FDA、欧盟批准之后,在全球几十个国家得到广泛的应用和好评。

半导体激光器是以半导体材料作为工作物质的一类激光器,常用材料有砷化镓、硫化镉、磷化钢、硫化锌等。半导体激光在长时间工作状态下能保证稳定地输出,其发射的光束可以有效地耦合到小直径的光纤中。目前商品化的半导体激光都带有标准的超小型 A 光纤接口,并内置了配合特殊光纤芯径和数字孔径的光学元件。半导体激光器的主要特点是发射波长范围较宽;通过改变材料的工作温度,可以很容易地对半导体激光器进行调谐;不同种类的半导体材料输出功率差别较大,其中连续输出从数百毫瓦到上百瓦。半导体激光器最大的缺点是激光谱线宽,激光性能受温度影响大,光束的发散角较大,所以在单色性、方向性和相干性等方面较差。但随着科学技术的迅速发展,半导体激光器的研究正向纵深方向推进,其性能在不断提高。

1999 年,Diomed 公司制造的光动力半导体激光器被美国 FDA 批准用于治疗支气管肺癌和食管癌。这种光动力半导体激光器不需要像过去的光动力激光系统那样进行光学配置,系统体积紧凑,使用民用电源,空气冷却系统,重量更轻以便于移动,并且操作简单,可通过内置的简单操作的人机界面帮助用户设定治疗参数,这些设定基于已批准的一些适应证。在用户模式下,还可以供用户自由设定参数。这个集新生代激光器的优点于一身的系统,进入医疗领域并带来光动力疗法显著的技术进步,现在仍是全球范围内肿瘤光动力临床治疗和科学研究的主要设备。

（3）新型光动力光源：近年来，潜在的可以应用于光动力疗法的光源有多波长半导体激光系统，采用可更换模块来变更波长，而不需要整体更换电源和控制系统，从而适应多种光敏剂的应用，还有可适形设置或可光纤输出的发光二极管（LED）阵列、LED 等新技术。

1）双光子光源：为了更好地提升光动力效应，目前已开始研究使用双光子激发光敏剂来产生单态氧的新方法，有望替代传统单光子激发光敏剂，这种方法可以在近红外波段通过快速的高通量激光脉冲产生两个带相同能量的光子，同时被一个发色团吸收，跃迁到第一激发态，进而产生激发三重态的光敏剂分子，并与基态氧发生能量转移产生 $^1O_2$。

双光子吸收的主要优点：可利用近红外光源作为治疗光源，双光子吸收的波长大于 650nm，对肿瘤组织的穿透力强，可以有效提高光动力的治疗深度；双光子吸收过程中，电子跃迁概率与辐照光强的平方成正比，此过程具有高度的三维空间选择性，因脱离焦点后吸收迅速消失，可有效避免目前临床用光敏剂的滞后光毒性，易于实现对所治疗靶位的精确定位，减少对病灶周围正常组织的损伤；在生物组织中双光子吸收的背景极其弱，可用于肿瘤荧光成像。

高功率飞秒激光的应用有助于双光子光动力疗法的实现。此前，飞秒激光主要应用于双光子显微镜和光谱显微镜等研究领域。飞秒激光能在很短的脉冲时间内发出巨大数量的光子，这些光子可以聚集在很小的体积里，并创造出产生双光子吸收所需要的较高的光功率密度。双光子激发可在组织和活体中实现，双光子光动力也可被应用于血管性疾病的治疗中。

也有非线性光学方法增强光动力疗法效果的报道，该方法与双光子激发技术相结合，具有分辨率高、组织穿透性深、选择性高、辐射阈值低等多个优点，为光动力疗法的发展开拓了新的方向。

2）发光二极管（light-emitting diode，LED）光源：LED 是固体半导体材料，作为一种新兴的光学元件，通过电致发光过程产生光，具有光束集中、功耗低、发热低、亮度高、安全、寿命长、维护简便、体积小等特点[7]。由于 LED 光源具有很窄的光谱带宽和很高的光剂量，特别是很容易用于表面照射，已成为光动力疗法的可行性光源，早已开始应用于皮肤肿瘤或非肿瘤疾病和口腔黏膜恶性肿瘤的光动力疗法治疗，也可以用于其他肿瘤的光动力疗法治疗。只有肿瘤浸润深度小于 3mm 的病灶是适合 LED 治疗的。对于浅表病灶的照射，LED 阵列可用于大面积区域的表面照射，其可以在对光的穿透深度要求不高时用于激活局部的光敏剂。对于脑瘤的术中照射，可以将 LED 探头整合到一个细小的柱状的球囊导管中，放置到治疗部位进行照射。对于实体瘤的组织间照射，使用一种用电池驱动的、由柔软可弯曲的线性阵列的 LED

探头组成的治疗头,可以经皮置入病变部位深处,按治疗计划进行间断照射。LED 也可实现同一台设备给多例患者设置不同的参数同时进行治疗的可能。由于 LED 容易组装,很多研究者都选择自己组装 LED 光源用于研究。

与半导体激光相比,LED 主要的特性是易于针对不同照射形状来安装 LED 阵列,且造价低廉。LED 可在特定波长产生较高能量的光,其发出的光可以以最大的发射效率垂直照射于表面,并可组合安装成不同尺寸和形状以适应治疗的需要,其发射波长可覆盖从 350nm 的长波紫外线到 1 100nm 的近红外线。

三、光敏剂

光敏剂(photosensitizer)是指能够引起光化学反应,吸收光子而被激发,将吸收的光能传递给另一组分的分子,使其被激发而本身回到基态的一种物质[8-9]。光敏物质的种类繁多,但理想的光敏剂应该满足无毒、化学性质纯、肿瘤选择性高、单态氧产额高、光动力作用强、体内清除快、生产工艺简便、价格低廉等复杂的要求。迄今所知的各种光敏剂也只能大致具备较多的优点而已。

在理论上,光敏剂在反应过程中反复循环地传递能量,本身并不因化学反应而被消耗破坏,起着类似催化剂的作用。但实际上它或多或少会与单态氧或其他活性很强的光动力产物发生反应,发生一定程度的分解或破坏,所以随着光照时间的延长,光斑区生物组织中的光敏剂浓度将逐渐降低,光敏反应的强度也随光照时间的推移而逐渐减弱,这种现象称为光漂白(photobleaching)。不同光敏剂的光漂白特性可有很大差异,甚至影响临床疗效。在临床治疗工作中,光漂白作用可能削弱光动力疗法对肿瘤细胞的杀伤作用,产生不利的影响;但也可能减轻光动力疗法对正常组织的损伤作用,对机体起到保护作用。

自 Oscar Rabb 发现吖啶可以在光照下杀死草履虫以后,1903 年 von Trapperiner 和 Jesionek 实验了用曙红处理肿瘤并进行光照,1905 年他们又使用不同的光敏剂和两种光源——日光灯和碳弧灯,将药涂或注射在病灶处或周围表面,发现此方法对于治疗基底细胞瘤很有帮助。1924 年,法国的 Policard 观察到肿瘤内天然卟啉的荧光,指出卟啉可以和癌组织结合。1942 年,德国 Auler 和 Banzer 指出,肿瘤可以因光致死。1948 年,美国 Figge 等报道,血卟啉及其锌络合物可以吸附在鼠的癌和肉瘤内,发出很强的荧光。直到 1960 年 Lipson 等将血卟啉用于癌症的光疗,开始了第一代光敏剂的研究和应用。

自 100 年前染料光敏剂问世以来,人们已探索过不计其数的光敏剂,从天然光敏剂到实验合成的光敏剂。根据光动力原理,对这些染料的基本要求就是在光和氧同时存在的条件下,能催化产出单态氧为主的活性氧和/或自由基,是否能用于治疗癌症或其他疾病还要看它们的暗毒性大小、对病灶的亲和能力、代谢速度等因素。这些光敏剂大部分进行过光化学与光物理性质的测定,部分进行过体外抗肿瘤实验甚至Ⅰ期、Ⅱ期或Ⅲ期临床研究,一些光敏剂还被批准上市。文献报道中常常将一些光敏剂按照它们出现时间的早晚,很粗略地分类,没有很严格的界限,也没有鲜明的功能区分,分别称为第一代、第二代、第三代光敏剂。但是不意味着新一代的光敏剂一定优于早先的光敏剂。

第一代光敏剂多指20世纪70年代和80年代初研究发现的卟啉类光敏剂,包括血卟啉(hematoporphyrin, Hp)、血卟啉衍生物(hematoporphyrin derivative, HpD),还包括亚甲蓝、蒽醌磺酸、吖啶橙、荧光素、光敏素,以及20世纪80年代由上海第二军医大学开发出的对多种癌症和鲜红斑痣有很好的疗效癌光啉(PsD007)。学者们发现,卟啉在新生组织中呈现相对动态优势浓集,在一定波长光激发下产生红色特征荧光。从20世纪中期,研究转向了血卟啉及血卟啉衍生物的肿瘤荧光定位。正是对血卟啉和血卟啉衍生物在特定组织中的物理、化学和生物学行为认识不断积累的基础上发展起来的肿瘤荧光定位诊断,为以后光动力疗法的问世打下了良好的基础。根据科学家多年来对血卟啉衍生物的研究发现,第一代光敏剂有很多的缺点,如:成分复杂;质量标准难以控制;活性较好,但选择性差,在正常细胞中可停留6周以上,患者皮肤要避免强光照射。它的优点是容易生产,且最早被批准用于临床。

第二代光敏剂指20世纪80年代后期研发的卟啉衍生物或一些化学合成的光敏剂。20世纪80年代初期就开始了改进光敏剂的研究,临床和研究对光敏剂提出了新的要求:在可见光红光区有较强的吸收,吸收波长大于650nm,这个波长的激光穿透较深,使较深位置的癌组织内的光敏剂也可以被激活,使治疗深度加大;具有较高的三线态量子产率,这样才能将能量传递给分子氧;单态氧的量子产率要高;低暗毒性;对癌组织的选择性要高于正常组织,特别是皮肤组织;化合物结构明确,性能稳定;光敏剂的药物动力学特点应在组织内代谢快,能快速被癌组织吸收,又能快速从体内清除,因此最好具有脂水兼容性;成本低、容易合成、原料容易获得;光敏剂成分需单一,能够让医生很容易掌握剂量和疗效之间的关系,确立光照间隔、波长、总能量、使用连续照射还是周期循环照射等治疗方案;光敏剂都是固体的,为了注射必须制成液体状态,两亲性和极性分子可溶在极性溶剂中,如缓冲液,乙醇-水-寡聚乙二醇,而疏水光敏剂可借助于磷脂的脂质体,或血浆脂蛋白,或油质的乳液制成可溶于水的制剂;光敏剂应具有极小的毒性或无毒性,大部分卟啉分子符合这个要求,但往往有一些不足;还要求化合物足够稳定,合成路线短,简单,产率高;作为诊断试剂,要求光敏剂的荧光量子产率高,三线态寿命和能量足够高,如苯并卟啉衍生物(benzoporphyrin derivative, BPD)、5-氨基酮戊酸(5-aminolevulinic acid, ALA)、血卟啉单甲醚(HMME)、竹红菌素(hypocrelins)。

第三代光敏剂是指某些经过进一步加工形成的光敏剂,如抗体结合的光敏剂、某些生物活性物质结合的光敏剂等。

迄今研究发现可用于疾病光动力疗法治疗的光敏剂,大体上分为三大类:①卟啉衍生物类,比较有代表性的有血卟啉、血卟啉衍生物及其较纯化的制剂光敏素、维替泊芬,以及外源性 ALA 产生的内源性光敏剂原卟啉Ⅸ(pro-toporphyrin Ⅸ)等;②叶绿素衍生物类,较有代表性的有来自二氢卟吩的四间羟苯基二氢卟吩(m-THPC)、他拉泊芬钠(NPe6)、来自红紫素的锡红紫素(SnET2)、来自某些细菌或藻类叶绿素(bacteriochlorin)的 MTHPBC 等;③合成化合物类,如酞菁(phthalocyanines)和萘酞菁(naphthalocyanines)等的衍生物。

1. **血卟啉** 天然血卟啉很难获得纯化合物。1841 年,Scherer 用浓硫酸处理干血粉得到发亮的有颜色的产物,并且不含铁,这是第一次发现血液的颜色并非由铁引起。1867 年,Thudichum 给出详细的分离提纯过程,给出产物"cruentine",观察到它的吸收和荧光。1871 年,Hoppe-Seyler 给出另一个名字——血卟啉。卟啉的亮红紫色溶液最大吸收波长大约 400nm,在可见光谱区还有 4 个小的吸收带,位于 500~650nm。

2. **血卟啉衍生物** 迄今研究得最详细、应用历史最长并在临床上最通用的光敏剂是血卟啉衍生物。20 世纪 60 年代初,美国学者 Lipson 等及随后的 Schwartz 发现纯化血卟啉的方法,即在室温下用含 5% 硫酸的醋酸处理血卟啉 15 分钟,得到黑色固体,其为血卟啉衍生物第一步产物(HpD stage Ⅰ),然后用碱处理,再用盐酸中和到 pH 7.4,就得到可以药用的产物(HpD stage Ⅱ)。血卟啉衍生物是一种比较复杂的混合物,含有多种血卟啉的衍生物,如血卟啉、次卟啉、羟乙基次卟啉、原卟啉、尿卟啉、粪卟啉等,并以单体、二聚体或寡聚体的混合形式存在。注射后可有效地分布在癌组织内,用紫外光照射,可观察到红色荧光,此间主要用它对癌症进行诊断,到 20 世纪 90 年代用卟啉作为荧光剂。在 1972 年 Diamond 等利用光动力疗法治疗大鼠皮下移植瘤,才清楚阐明了用这种方法可以杀死肿瘤。

血卟啉衍生物其中之一的商品制剂是光敏素Ⅰ,国内常译为光卟啉Ⅰ。Dougherty 用超滤法制得的产品定名为光敏素Ⅱ,1993 年由加拿大 QuadraLogic Technologies(QLT 光疗公司)正式投产,现已转由 Axcan 公司生产,商品名为卟吩姆钠（Porfimer Sodium），其临床静脉用药的常用量为 2~2.5mg/kg,相当于光敏素Ⅰ用量的一半。光敏素Ⅱ对可见光有 5 个吸收峰,其中 630nm 处的吸收峰最低。但由于这 5 个吸收峰中,630nm 波长的红光对人体组织穿透最深,且不被红细胞的血红蛋白吸收,故临床治疗工作中多采用 630nm 波长的红光进行照射。现在,Axcan 公司生产的光敏素Ⅱ与英国 Diomed 公司生产的 630nm 半导体激光器,已获得美国 FDA 及欧洲、美洲、亚洲十多个国家的批准,分别可用于食管癌、支气管癌、宫颈癌、膀胱癌等恶性肿瘤的常规治疗。美国生产的血卟啉衍生物商品名称为 Photofrin,也就是光敏素,还有几个国家都生产过,如德国的 Photosan,俄国的 Photogem,比利时的 Haematodrex 和我国的 Photocarcinorin。其后在很多实验室,利用血卟啉衍生物和商业产品光敏素治疗消化系统肿瘤、膀胱肿瘤、妇科肿瘤、皮肤癌、肺癌等。1993 年加拿大正式批准用其治疗膀胱乳头状瘤。随后日本批准用于治疗肺、食管、胃、宫颈等器官或部位的肿瘤;美国批准用于治疗食管癌;荷兰批准治疗肺癌、宫颈癌;法国批准治疗食管癌、膀胱癌等。

血卟啉衍生物进入人体后,在肝、肺、脾、肾上腺等器官内的浓度最高,肿瘤组织也摄取血卟啉衍生物,但许多研究证明,其主要分布在肿瘤的血管间质中,肿瘤实质细胞所摄取的血卟啉衍生物并不多。目前多数认为,正常组织能将摄取的血卟啉衍生物较快清除,而肿瘤组织常因其 pH 较低、血管通透性增高,较有利于光敏剂的积聚,而淋巴引流很差,又使其清除缓慢,从而在静脉注射后 1~2 日时,肿瘤组织与周围正常组织所含的血卟啉衍生物形成显著的浓度差。临床医师大多选择此时用光照射肿瘤部位,认为有利于破坏肿瘤组织而较少影响周围的正常组织。

血卟啉衍生物毒性低微,但在人体内存留时间较长,患者的皮肤受到强光照射可引起光毒反应,出现红斑、水肿、水疱甚至坏死,故患者一般需要避免日光或强光照射 1 个月;但室内较柔和的灯光可无大碍。血卟啉衍生物不经过体内代谢分解而以原形排出体外,随胆汁和粪便排出是其主要的清除途径。

实验研究与临床实践都已证明了血卟啉衍生物介导的光动力疗法治疗肿瘤的有效性,但其仍有不少不足之处。它是一种混合物,其精确的化学组成至今尚未彻底阐明;不同的厂家甚至同一厂家不同批次的产品之间,化学组分都可能出现一些差异;其化学成分的多样性影响到在体内的分布和作用;肿瘤组织对血卟啉衍生物的选择性摄取还不够强,而其在皮肤的长时间存留又使患者必须较长时间避光;临床上为了争取最大的照射深度,常采用波长 630nm 的红光照射,而其恰恰是 400nm、500nm、540nm、570nm、630nm 这 5 个吸收峰中最弱的,为了争取好的疗效,需要采用较大的光敏剂剂量和照光剂量。这些都是明显的不足。为此,寻找更好的新光敏剂很有必要。

3. Photogem　Photogem 是俄罗斯的血卟啉衍生物制剂,于 1999 年获得俄罗斯卫生部的批准。据报道,俄罗斯多家医院治疗肿瘤患者已经超过 1 500 例,完全反应率 62%,早期癌与癌前病变的清除率达 92%。

4. 5-氨基酮戊酸(ALA)　ALA 是体内许多正常细胞内的一种天然物质,是甘氨酸和琥珀酰辅酶 A 合成血红素过程中的一个中间产物,其本身并无光敏活性,它是人体血红蛋白合成过程中的基本原料。在此过程中,ALA 经过若干步骤后,合成其下游产物原卟啉Ⅸ(protoporphyrin Ⅸ,Pp Ⅸ),最终合成亚铁血红素[10-11]。ALA 本身并无光敏特性,但原卟啉Ⅸ是一种光敏物质。在亚铁血红素的多步骤合成过程中,ALA 的产生是其中最慢的一个步骤。如输入大量外源性的 ALA,可加速肿瘤细胞内原卟啉Ⅸ的合成速率,而有些肿瘤细胞内的亚铁螯合酶活性低下,不能将原卟啉Ⅸ迅速与铁螯合形成亚铁血红素,故引起原卟啉Ⅸ的积聚,这些原卟啉Ⅸ便可起到内源性光敏剂的作用,此时以 630nm 波长的光照射,可引起光动力反应杀伤肿瘤细胞。在系统用药后,由 ALA 产生的卟啉主要由骨髓和肝脏合成;局部应用时,原卟啉Ⅸ可由所有有核细胞合成。与外源性光敏剂相比,利用过度产生的内源性光敏剂有助于将毒性降到最低,并缩短组织清除的时间。因此,5-氨基酮戊酸光动力疗法(ALA-PDT)的治疗方案被认为是从作用机制到临床治疗上的一大突破,成为 20 世纪 90 年代以来光动力疗法领域的研究热点之一。

ALA 不易穿透正常皮肤的角质层,但较容易被皮肤肿瘤组织吸收,引起肿瘤细胞内原卟啉Ⅸ的积聚。ALA 可以注射、口服或外用局部涂敷使用,毒性低微。ALA-PDT 方案因其对肿瘤组织具有较好的选择性,无明显痛苦,无瘢痕形成,不受皮损数目和部位的限制,可重复性治疗等特点,已逐渐成为一种具有应用前景的治疗非黑素性皮肤肿瘤的新选择,尤其对肿瘤发生在特殊部位、多发性、皮损面积大,不宜采用手术、激光等治疗的患者是一种最佳的治疗方法。光动力疗法常在应用 ALA 后 3~6 小时实施照光,患者无须避光,且可以在短期内重复治疗。1990 年以来,此疗法已经用于治疗皮肤肿瘤、胃肠道癌与癌前病变、口腔及头颈部肿瘤、膀胱癌及光化性角化病、银屑病等非肿瘤性疾病,效果明显。

由于皮肤组织便于使用光敏剂,而且更容易观察临床疗效,因此,ALA-PDT 主要的应用领域是皮肤科。ALA-PDT 既可选择局部亦可选择全身进行治疗,在皮肤科通常主要采用局部治疗。目前研究认为,ALA-PDT 可适用于多种非黑色素性皮肤癌、癌前病变及皮肤良性疾病,如原位鳞状细胞癌、浅表的基底细胞癌、光化性角化病、鲍恩病、顽固的病毒疣、银屑病、皮肤的 T 淋巴细胞瘤和寻常型痤疮、局限性硬皮病、环状肉芽肿等。新近,还有研究将光动力疗法用于皮肤真菌病。当然,除了用于治疗,基于 ALA 的荧光诊断研究也得到快速发展,目前可实验性用于皮肤癌、膀胱癌、消化系统癌和肺癌的诊断。

目前国外已有 ALA 制剂 Levulan 与 Metvix 可用于临床治疗。Levulan 是美国制药公司供应的一种外用溶液,含 20% 的 ALA,现已获得美洲、欧洲等许多国家的批准,可用于光动力疗法治疗一种皮肤的癌前病变光化性角化病和皮肤癌。一种与 Levulan 配套的蓝光光源也被研发,用于治疗光化性角化病,并已获得美国 FDA 的批准。有学者认为,ALA-PDT 因光的穿透深度有限,很适合于治疗皮肤、口腔、呼吸系统、消化系统等早期癌和癌前病变,但对浸润深的肿瘤的作用不够理想。有人在静脉注射 ALA 后以白光照射治疗浅表性膀胱复发癌,疗效显著。但不少文献报道 ALA-PDT 过程中疼痛较显著,是其不足之一。

ALA 是水溶性的物质,不易穿透皮肤角质层,将 ALA 酯化可以克服这一困难。挪威生产的外用霜剂 Metvix,含 16% 的 5- 氨基酮戊酸甲酯。局部涂敷后,用红光照射治疗皮肤光化性角化病和基底细胞癌,效果很好,已获得许多欧洲国家政府的批准应用。该公司还推出一种 ALA 制剂 Hexvix,经膀胱内灌注后以蓝光照射,可供辅助诊断,确定肿瘤的边界、发现微小的癌灶或癌前病变。该公司还生产了 ALA 制剂 Benzvix,用于食管等消化系统病变的光诊断与光动力疗法。

5. **苯并卟啉衍生物**(benzoporphyrin derivative,BPD) 苯并卟啉衍生物实际具有与二氢卟吩相似的结构。可以合成高纯度的苯并卟啉衍生物,反应规模可以放大;它既具有与血卟啉衍生物中各成分相似的卟啉母核,又具有与二氢卟吩相似的红光区高吸收系数,因而可被认为是一类发展光动力治癌新药的较理想结构。

其中具有代表性且已广泛深入研究的是苯并卟啉衍生物单酸环 A (benzoporphyrin derivative mono-acid ring A,BPD-MA,又称维替泊芬),美国 Novartis 制药公司生产的制剂商品名为 Visudyne。BPD-MA 是一种疏水物质,经脂质体包裹可输入体内,组织摄取和清除迅速,一般在注射药物后 15~30 分钟以 690nm 波长的光照射进行治疗。BPD-MA 是目前唯一被批准应用于临床的第二代光敏剂。其主要作用在微血管,很适合治疗异常的血管性病变,于 2000 年被美国 FDA 批准用于肿瘤和视网膜黄斑变性的临床治疗。治疗黄斑变性的疗效优于卟吩姆钠和其他卟啉类光敏剂,还可用于治疗黄斑退化、近视眼、皮肤癌、银屑病、巴雷特(Barrett)食管病等疾病。BPD-MA 的优点：最佳照射波长为 690nm，能用于治疗位置较深或较大的肿瘤；在靶组织处快速集中，药物静脉注射 5 分钟后即可进行光照，而不像用血卟啉衍生物那样需要 2 日等待时间；在正常组织处快速清除，使皮肤光过敏时间缩短为 1 日，而血卟啉衍生物要持续几周。使用 Visudyne 的光动力疗法已在 60 多个国家获得批准，可用于消融脉络膜的新生血管，老年性视网膜黄斑变性的治疗方面，能够阻断或延缓视力下降和失明。也有报道利用其消融新生血管的作用，治疗浆液性脉络膜视网膜病、严重病理性近视并得到明显效果。还有报道将 BPD-MA 用于光动力疗法治疗脉络膜黑色素瘤，疗效明显。

6. 德克萨斯卟啉（Texaphyrin） 作为一种合成的卟啉类化合物，临床上用作磁共振诊断的影像增强剂已有多年[12]。有报道含钆的化合物莫特沙芬钆（motexafin gadolinium）还对肿瘤放射治疗有放射增敏作用。Pharmacyclics 公司产品的商品名为 Xcytrin。该公司生产的含金属镥的光敏剂 Lutetium Texaphyrin 有两种制剂：一种称为 Optrin，可用于光动力疗法治疗皮肤肿瘤；另一种水溶液的制剂 Antrin，静脉注射后与血浆低密度脂蛋白结合，易被动脉粥样硬化斑块中的巨噬细胞和肿瘤细胞摄取，有报道用于消融斑块缓解动脉狭窄和消融眼底脉络膜的新生血管，效果显著。还有报道此药在体内清除迅速，患者耐受良好，未见皮肤光毒反应，但有患者发生皮疹和皮肤感觉异常。此药还可发出 750nm 的荧光，也有用于肿瘤的光诊断的可能。

7. 四间羟苯基二氢卟吩（m-THPC） 四间羟苯基二氢卟吩是疏水性的物质，按推荐，需用聚乙二醇（PEG）、乙醇与水的混合溶剂配制溶液。临床上最初用于治疗恶性间皮瘤，后来扩大到呼吸系统、消化系统、妇科及头颈部肿瘤，均获得显著疗效。此药的光敏作用远远超过血卟啉衍生物，静脉用药剂量为 0.15mg/kg，注射后 4 日以 652nm 波长的光照射，照光剂量一般不超过 $20J/cm^2$，治疗过程明显短于血卟啉衍生物治疗，但正因为如此，操作中应特别注意掌握好照光条件，严格避免照光过量、照光失误与散射引起的损伤，防止严重的并发症。此药的光敏作用很强，用药后又需等待到第 4 日才照光，需格外注意患者的避光防护，患者需避光 15 日左右。治疗中患者常诉疼痛，治疗后光斑区创口愈合的时间也很长。有人提出在治疗浅表的病变如早期食管癌时，改用 514nm 绿光照射，可显著减少发生穿孔的危险。

8. 替莫泊芬（Temoporfin） 替莫泊芬是一种二氢卟吩的衍生物。英国 Biolitec Pharma 公司 m-THPC 产品的商品名为替莫泊芬，已于 2001 年获得欧盟、挪威与冰岛政府批准，可用于光动力疗法姑息治疗其他方法治疗失败的头颈部癌。有研究表明，m-THPC 的单态氧产率高，在 652nm 和 514nm 的光敏化杀伤作用分别是血卟啉衍生物和光敏素 Ⅱ 的 100 倍和 10 倍。m-THPC 的肿瘤选择性高，经肿瘤组织选择性摄取后，浓度可达正常组织的 14 倍。

9. 他拉泊芬钠（NPe6） 他拉泊芬钠具有高度水溶性，是二氢卟吩的衍生物（mono-L-aspartyl chlorin e6，MACE）的一种，光吸收峰在 664nm，体内外实验均显示了很强的光动力作用。曾有报道，应用他拉泊芬钠治疗皮肤肿瘤的作用显著。该药半衰期约为 9 小时，机体清除迅速，主要经胆汁排出体外。据报道日本明治制果药业株式会社用叶绿素开发出的他拉泊芬钠制剂，又称 TALAporfin 和 ME2906。

10. 锡红紫素（SnET2） 是一种叶绿素类光敏剂，属于红紫素类的衍生物。较有代表性的红紫素有初红紫素（ET2）、八乙基红紫素（NT2）等。在有些红紫素大环中加一个金属原子，形成金属红紫素，如含锡的锡红紫素、锡八乙基红紫素（SnNT2）等。它们多在 650~700nm 处有一强吸收峰，使用锡红紫素进行光动力疗法治疗时用 664nm 波长的光照射。锡红紫素不溶于水，可用脂质体、油乳剂或其他包裹复合物的形式输入体内。有报道锡红紫素的临床试用表明，皮肤光敏不良反应轻，无全身反应。有学者用锡红紫素治疗皮肤转移癌，疗效明显。

11. 光克洛（Photochlor） 美国 Roswell Park 癌症研究所研发的制剂称为光克洛，是一种疏水、亲脂性的二氢卟吩衍生物[13-14]，其化学成分为 2-［1-hexyloxyethyl］-2-devinyl pyropheophorbide-a（HPPH），静脉注射 48 小时后，以波长 665nm 的光进行照射。有报道用其治疗巴雷特食管、食管癌、支气管肺癌、手术后的乳腺癌胸壁转移灶等病例，均有明显的效果。

12. Photosens 为俄罗斯科学院研制的酞菁类光敏剂，酞菁是一类深色的染料，许多酞菁有光敏特性。酞菁类光敏剂最大吸收峰多位于 650~850nm，光动力疗法常用 680nm 左右的红光照射，对生物组织的穿透深度显著优于血卟啉衍生物，也有利于治疗富含色素的肿瘤。许多酞菁染料不溶于水，也不溶于乙醇、乙醚、丙酮等有机溶剂，无法输入体内进行光动力疗法治疗。但磺化的铝酞菁可溶于水，制成水溶液输入体内能够进行光动力疗法治疗，但在水溶液中容易聚合而使光敏特性下降。磺化铝酞菁制剂 Photosens，临床上曾通过气溶胶吸入或通过瘤内注射和静脉注射等途径，治疗皮肤癌、头颈部癌、支气管肺癌等，效果显著。也有研究将锌酞菁用脂质体包裹，其悬浮液可以输入体内，动物实验显示其肿瘤光敏杀伤作用远高于血卟啉衍生物，且有显著的杀伤肿瘤细胞的作用。

13. 血卟啉单甲醚（hematoporpyhrin monomethyl ether，HMME） 血

卟啉单甲醚是中国学者发现的一种体内存留时间较短、化学成分单一的光敏剂[15-18],结合光动力疗法治疗食管癌、胃癌等作用显著。采用血卟啉单甲醚介导的光动力疗法治疗皮肤鲜红斑痣,静脉注射后立即开始照光以选择性地破坏畸形的血管网,效果甚佳,为我国学者首创。

14. **叶绿素衍生物4号(CPD4)** 我国学者利用蚕沙中提取出来的叶绿素降解产物,经化学处理获得的光敏物质称为叶绿素衍生物4号,口服后数小时以650nm的红光进行照射,动物实验显示对肿瘤杀伤显著。临床用此治疗食管癌等恶性肿瘤,疗效明显。叶绿素衍生物4号从体内清除迅速,患者无须避光。但叶绿素衍生物4号是一种混合物,生产工艺上也存在一些尚未解决的问题,未能形成产品。

四、光动力反应单态氧的自由基

光动力疗法能够破坏和杀伤肿瘤细胞和组织,其最初始的光动力反应需具备三个基本要素,即光敏剂、光与分子氧。光具有波动性、粒子性,有波长、频率等特征,可见光的波长范围为400~700nm,光的基本单位称为光子,不同波长的光子具有不同的能量,波长较短的光子具有较大的能量,波长较长的光子具有较小的能量。

光敏剂受到光的照射,可以吸收光子的能量,但只是吸收某一种或几种特定能量的光子。即一种光敏剂只吸收某些特定波长的光子,光敏剂分子吸收光子后,其电子能量状态发生改变,从原先最低的稳定状态基态转入高能量状态的激发态的单线态光敏剂分子。单线态的激发态光敏剂分子很不稳定,寿命非常短暂,迅速回到稳定的基态。它们在回到基态的过程中,可能出现三种变化:释放一个光子,这个现象称为荧光;分子内转换,将部分能量以热的形式释放;光敏剂分子通过单线态-三线态系间跃迁,从能量状态高、寿命短的单线态,转入能量状态较低、寿命较长的三线态。

其中,三线态的光敏剂分子仍是一种激发态的分子,并不稳定,虽然其寿命较长,但只是数百纳秒或若干微秒而已。在这短暂的时间内,它与周边邻近分子即氧或其他的生物分子发生碰撞时,将一定量的能量传递给邻近分子,使它们转入激发态,而光敏剂分子回到稳定的基态,本身并不发生化学反应。如此周而复始地进行能量传递,起着一种类似催化剂的作用。

化学中常常将不同的原子团称为如甲基、碳酸基的"基"。凡能够独立存在、又含有一个或更多个不配对电子的原子或原子团,称为自由基,光敏反应常产生自由基。自由基不稳定,化学性质活泼,易与邻近的细胞成分或生物分子起化学反应,进而对细胞产生杀伤作用。

三线态的激发态光敏剂分子,将能量传递给周边分子的反应,可以有两种情况:一是将能量传递给周边的各种底物分子,将电子转移给底物分子,或从底物分子提抽一个电子,使底物分子形成带正电或负电的自由基,而光敏剂分子回到稳定的基态。这些自由基再继发破坏各种生物分子如蛋白、酶、核酸等,从而对细胞起到杀伤作用。这种初始光敏化反应的损伤机制称为Ⅰ型光敏反应机制。二是生物组织中常含有丰富的氧,天然的氧分子处于一种最稳定的能量状态,称为基态氧。激发态的三线态光敏剂分子与基态的氧分子相遇,通过能量传递,使氧分子的电子能量状态转入被激发状态,形成单线态氧或称单态氧,而光敏剂分子则回到基态。单态氧的化学性质非常活泼,很不稳定,易与周围邻近的生物大分子发生氧化作用,从而损伤生物组织或细胞,这种光敏剂通过产生单态氧再破坏生物分子的反应机制,称为Ⅱ型光敏反应机制。

在生物体内真实发生的光敏反应中,两种反应机制都有,也难以严格区分究竟是哪一种机制起主要作用,并受到光敏剂的性质、局部的氧浓度等复杂因素的影响。通常认为,许多利用卟啉类光敏剂的光动力作用,在有比较充足氧供的条件下,Ⅱ型机制起主要作用。并且,光动力作用杀伤肿瘤细胞,是一个非常复杂的级联反应过程,原初的光动力反应仅是一个开始,但随后产生许多高度活性的光化学反应产物,陆续引起一级又一级继发的化学反应,使大量生物分子遭到破坏,最终致肿瘤细胞破坏和死亡。

五、光动力疗法的基本原理

1. **光动力疗法的分子作用** 细胞的主要成分是核酸、蛋白质、脂质等生物大分子,结构与功能非常复杂。光动力反应中关键性的作用因素是化学性质非常活泼的单态氧,可以氧化不饱和脂肪酸、氨基酸、腺苷等重要的细胞成分。脂质中的不饱和脂肪酸,天然存在的半胱氨酸、甲硫氨酸(蛋氨酸)、色氨酸、酪氨酸、组氨酸等几种氨基酸,以及核苷中的鸟嘌呤,对单态氧特别敏感,极易被氧化,并进一步产生大量具有化学活性的光氧化次级中间产物,破坏核酸、蛋白质、脂质等重要的细胞组分,引起众多细胞器的严重损伤和功能障碍,最终不可逆地损伤细胞,导致其死亡。

2. **光动力疗法杀伤细胞的作用** 光动力疗法对细胞的许多细胞器都有损伤作用,作用靶点常不限于某种单一的细胞器,细胞的死亡常常是多个部位、多种细胞器损伤破坏的最终结果。单态氧在细胞微环境中的寿命极短,仅能存在若干纳秒,其扩散距离极短,因此单态氧只能氧化破坏与其紧邻的细胞成分。光敏反应引起细胞和组织损伤的部位,实际上也就是光敏剂定位和结合细胞成分,以及光照时供氧充分的部位。由于目前所用的光敏剂往往不是单一成分的化学物质,在细胞内定位结合的部位和细胞器常常是多种多样的,所以难以确切说明哪一种细胞器是光动力作用唯一的靶部位。

细胞发生光敏损伤的程度和部位,与光动力作用的许多具体条件密切相关。当细胞与光敏剂只孵育若干分钟后即进行照光,细胞的主要损伤常在细胞膜,引起膜通透性改变、主动运输能力降低、膜去极化、膜流动性异常、膜的蛋白失活、表面抗原改变等,有时引起膜起泡和破裂、细胞肿胀等改变。细胞与光敏剂经较长时间孵育后再进行照光,常可以引起细胞内多种细胞器的光敏损伤,以线粒体损伤为最常见。因单态氧氧化不饱和脂肪酸和胆固醇而引起线粒体内的细胞色素 C 氧化酶、琥珀酸脱氢酶失活,致使细胞呼吸和氧化磷酸化严重抑制,线粒体 Ca^{2+} 浓度剧烈波动,并出现线粒体肿胀、破裂、变形、嵴丧失等结构损伤。溶酶体也经常受到损伤,致使其内含的蛋白酶释放到细胞质中,破坏细胞成分[19-21],导致细胞死亡,其他的细胞器如内质网、高尔基体、核糖体等也可以被单态氧破坏损伤。微管也是光敏作用部位之一,从而影响细胞的增殖和分裂。一般的光敏剂在细胞核内积聚较少,光动力作用对核的直接损伤在诱导细胞死亡中的影响不大,光动力疗法引起的致癌和致畸作用均很轻微。有研究表明,光动力疗法的致癌作用弱于太阳光中紫外线所具有的致癌作用。

光动力疗法引起的细胞死亡,有凋亡和坏死两种方式。光敏剂的性质对于细胞的死亡机制有重要影响,亲水性光敏剂很难穿透细胞膜进入细胞内,光照后主要是引起膜损伤和细胞坏死。亲脂性光敏剂则比较容易被摄入细胞内,与线粒体等细胞器的膜结构结合,光照后常引起显著的细胞凋亡。有的光敏剂较易与溶酶体结合,引起溶酶体膜破裂,蛋白酶外溢到胞质中,使细胞凋亡或坏死。有研究显示,光动力疗法引起线粒体损伤后,凋亡的发生较早于溶酶体损伤诱导的凋亡。光动力疗法诱导细胞死亡的机制很复杂,有时很难确切预见主要引起细胞凋亡还是坏死,肿瘤的性质、光照的条件和剂量、光敏剂的剂量和性质、体内研究或是体外实验等多种因素,均可能影响光动力疗法相关的细胞死亡机制。

3. 光动力疗法治疗肿瘤的体内机制 利用光动力疗法治疗在体的肿瘤,其作用机制远比体外条件复杂得多。既受到局部条件制约,又受到机体全身状况的影响,治疗的效果是各种效应综合的最终结局。治疗的作用机制可从三个方面进行解释:一是对肿瘤细胞的直接杀伤作用;二是微血管损伤和微循环障碍使肿瘤细胞因缺氧而死亡;三是光动力疗法诱导局部和全身的抗肿瘤免疫反应。

(1)光敏剂在体内的运输、摄取、存留与清除:光敏剂的化学性质,对于体内光动力作用机制和效果都有重要的影响。聚合状态的光敏剂进入体内,在血液内常不与血浆蛋白结合,而自行形成微球样结构,光动力作用的主要对象是巨噬细胞,但对血管内皮细胞和肿瘤细胞也起一定的作用。水溶性强的光敏剂,常与血浆白蛋白、球蛋白及某些脱辅基脂蛋白松散结合,不易穿透如细胞膜的脂质层而进入肿瘤细胞内部,较易损伤细胞的细胞膜,多引起细胞坏死而不是凋亡;在组织水平上,光动力疗法主要是破坏肿瘤内的血管间质而导致肿瘤细胞死亡,脂溶性强的光敏剂主要是以血浆脂蛋白特别是低密度脂蛋白为载体,较容易进入肿瘤细胞内部,较多地破坏线粒体、溶酶体等细胞器,引起肿瘤细胞的凋亡。光敏损伤线粒体引起的细胞凋亡,较光敏损伤溶酶体引起的凋亡更显著和更快。有学者认为,亲水兼亲脂的双亲性光敏剂应该最有利于发挥光动力疗法的疗效。

血卟啉衍生物等许多光敏剂在体内存留的时间较长,患者需要避光1个月左右以防止强光或阳光引起的皮肤光毒性反应。叶绿素衍生物4号等光敏剂可以在体内清除迅速,患者无须避光。肿瘤细胞摄取光敏剂有一定的选择性,但不够强。有研究表明,光敏剂与某些物质结合有助于提高肿瘤内的光敏剂浓度。光敏剂与单克隆抗体的结合物,因靶向性作用,常可以增强肿瘤细胞摄取光敏剂,但仍保持光敏剂的光敏特性和单克隆抗体的免疫学特性。有些光敏剂特别是酞菁类等不能溶于水的光敏剂,经脂质体包裹,可更多地被肿瘤细胞摄取,从而增强光动力疗法对它们的杀伤作用。光敏剂与某些激素结合,例如光敏剂与雌激素结合物,可能有利于与雌激素受体阳性的乳腺癌细胞结合,提高疗效。

（2）对肿瘤细胞的直接杀伤作用:对于体外培养的肿瘤细胞,相当低剂量或强度的光动力处理即可杀灭。但对于在体的肿瘤组织,在光敏剂与之相当的剂量条件下,往往需要数十甚至数百焦每平方厘米的光剂量进行照射,方可获得完全或有效消灭肿瘤的效果。光动力疗法治疗肿瘤在完成照射后立即进行检测,发现相当大一部分肿瘤细胞还是活的。动物实验显示,照光结束后立即采取肿瘤组织接种到另一动物,相当多的肿瘤细胞仍具有活力,并且可以继续生长并形成新的肿瘤。用光照射肿瘤后留在原地,在相当长时间后,肿瘤细胞才逐渐死亡。由此可见,光动力疗法对肿瘤细胞的直接杀伤作用是有限的,还有另外一些重要因素影响光动力疗法对肿瘤的杀灭效应。

（3）血管损伤与微循环障碍引起缺氧:实体肿瘤中有肿瘤实质细胞,还包括血管和间质组织。肿瘤中的微血管与正常血管在结构和功能特性上都有明显差异。肿瘤内的血管脆弱,其通透性比正常血管高得多。应用活体动物肿瘤,在光动力照射开始后的头几分钟,就可以看到血管收缩和扩张,血流迟缓、紊乱乃至完全停滞,白细胞和血小板黏附到血管壁上。血卟啉衍生物介导的光动力疗法治疗结束后,采取人膀胱癌的活检组织,电镜观察到血管内皮细胞已经出现许多断裂和明显损伤;而癌细胞在光动力疗法治疗后数小时才出现较明显的超微结构改变。多数学者认为,对于目前临床上通用的卟啉类光敏剂而言,光动力疗法对肿瘤的破坏,主要是由于光动力疗法损伤微血管、引起微循环障碍以致局部缺氧,从而导致肿瘤细胞死亡。亲水性光敏剂主要通过血浆白蛋白和球蛋白在体内运输的,分布于肿瘤的间质组织和血管中,对血管的损伤作用显著;而疏水性光敏剂多以血清脂蛋白特别是低密度脂蛋白为载体,完成体内运输,且较易进入肿瘤细胞内,光动力作用可更多地直接杀伤肿瘤细胞。

(4)光动力疗法引起的抗肿瘤免疫:光动力疗法也可以对机体的抗肿瘤免疫反应产生重要影响。中性粒细胞来源于骨髓,具有分叶形或杆状的核,胞质内含有大量既不嗜碱也不嗜酸的中性细颗粒,具有趋化作用、吞噬作用和杀菌作用。中性粒细胞在光动力疗法中有重要意义。光动力作用后,肿瘤组织中的白细胞迅速增加,很可能对消灭已受到损伤的残存肿瘤细胞产生积极作用。有研究者应用动物实验,开始光照后的头 5 分钟内,肿瘤中浸润的中性粒细胞增加了 200 倍,继而肥大细胞增加,0~2 小时内肿瘤内的单核细胞增多。光动力疗法治疗后,外周血中成熟的中性粒细胞也迅速增加,8 小时后达到高峰。光动力疗法可刺激骨髓中白细胞介素(IL)-1 依赖性的中性粒细胞形成。给动物注射抗粒细胞集落形成刺激因子的单克隆抗体,不但明显影响动物中性粒细胞数量的增加,还可以降低光动力疗法的疗效。给大鼠注射抗中性粒细胞的抗血清,可减少循环血流中几乎全部的中性粒细胞,使光动力疗法对肿瘤的杀伤作用完全丧失。光动力疗法处理的肿瘤内出现急性髓性细胞炎症性浸润,很可能与激活免疫细胞的功能密切相关。

光动力作用激活巨噬细胞样细胞,对于光动力疗法治疗的有效结局有重要影响。采用光敏剂间 - 四羟基二氢卟吩和亚致死照光剂量的光动力作用,可激活巨噬细胞,吞噬作用增强。一项光动力疗法治疗处理人肺癌培养细胞的实验表明,可能由于损伤的细胞膜表面暴露的脂质片段,巨噬细胞能够识别受到光动力损伤但尚可修复的肿瘤细胞,从而使这些细胞成为被攻击的目标。光动力作用杀灭了部分肿瘤组织,减轻了机体的肿瘤负荷,并诱发了炎症反应。在一项光动力实验中,在培养基中加入能很强地激活巨噬细胞的一种花菁类光敏染料,腹腔巨噬细胞的吞噬功能增强、产生过氧化物的能力提高。但单独使用光动力技术处理腹腔巨噬细胞不能起到激活作用。此结果提示,激活巨噬细胞还需要有其他类型细胞的参与,即激活巨噬细胞的因子是由别的细胞产生并传递给它们的。

树突状细胞(DC 细胞)是功能最强的抗原提呈细胞,因其成熟时伸出许多树突样或伪足样突起而得名。在小鼠实验中,光动力疗法处理后免疫活性受到调节,树突状细胞的受体表达可能有助于光动力疗法的免疫调节作用。光动力疗法治疗后相当长的时间,在远离照光肿瘤部位的淋巴组织中,可检测到具有免疫记忆特性的淋巴细胞,说明光动力是一种产生肿瘤致敏的免疫细胞的有效手段。CD8$^+$T淋巴细胞群对于这种反应起着关键作用,自然杀伤细胞也有助于光动力在体内治疗中发挥作用。还有实验表明,光动力疗法治疗后肿瘤完全消退的动物,近1个月以后再次接种肿瘤细胞,肿瘤再生长的程度远远低于对照动物。光动力处理后,为防止肿瘤再生长,需要CD8$^+$T淋巴细胞的参与,自然杀伤细胞在这种反应中起着促进作用。光动力处理后,T淋巴细胞的受体表达发生改变。在一项光敏素光动力实验中,接种在同系BALB/c小鼠乳腺的EMT6肿瘤全部消退;但在同样遗传背景但免疫缺陷的重度联合免疫缺陷小鼠或裸小鼠,接种了肿瘤后施行相同的光动力处理,虽然起初肿瘤也消退了,但不久又复发了。检测这两组小鼠肿瘤组织内光敏剂光敏素的含量是相同的,光动力疗法治疗后24小时,EMT6肿瘤细胞死亡的程度一样。差异可用免疫缺陷小鼠和裸小鼠缺乏具有功能活性的淋巴细胞来解释。这些结果可能提示,防止肿瘤复发须有机体活性淋巴细胞群的参与,光动力疗法诱导的免疫反应对于治愈肿瘤至关重要,至少对于治愈某些肿瘤是如此。

淋巴细胞经ALA处理,可积聚光活性的原卟啉Ⅸ(Pp Ⅸ),原卟啉Ⅸ积聚与铁依赖性的血红素转化率呈负相关。激活的增殖中的淋巴细胞内铁浓度较低,经外源性ALA的处理,更容易发生细胞内原卟啉Ⅸ积聚。ALA-PDT治疗后,多数激活的淋巴细胞死亡,而静止的淋巴细胞得以存活。这些结果提示,ALA-PDT对激活了的淋巴细胞起着一种免疫调节或光细胞毒性的靶向作用。有一项采用苯并卟啉衍生物单酸环A的光动力实验,结果说明静止的与活化的淋巴细胞,对于光动力介导的凋亡的敏感程度是不同的。苯并卟啉衍生物单酸环A的免疫调节作用,可能增强活化的T淋巴细胞对光动力疗法的敏感性。另一项研究采用磺化铝酞花菁素(AIS2Pc)光动力处理免疫抑制和免疫正常的荷瘤小鼠,或采用外科切除肿瘤,长期观察这些小鼠发现各组小鼠的生存差异无统计学意义;但对治疗后存活并无瘤生长100日的小鼠再次接种这种肿瘤,只有一些免疫正常的小鼠能对接种的肿瘤发生排斥,而免疫缺陷小鼠和外科治愈的小鼠全部死于接种的肿瘤。但光动力疗法治疗后,存活且无瘤生长的小鼠,再接种小鼠白血病L1210和P388细胞后,无一存活。这些结果说明,光动力疗法诱导了一种特异的、潜在的"抗肿瘤免疫力"。

光动力疗法的独特作用之一是动员机体清除治疗后的肿瘤。在治疗部位引发炎症反应,伴有大量活性的髓性细胞浸润,是其关键性因素,呈递肿瘤抗原继而激活淋巴细胞,引起肿瘤特异性的免疫功能。这种炎症优先的免疫发展过程,产生肿瘤特异性的免疫记忆细胞,对于光动力疗法治疗后免疫原性强的和弱的肿瘤细胞似乎都能引起抗肿瘤的作用,提示这些免疫细胞可参与进一步消灭播散和转移的肿瘤病灶。有报道低剂量的血卟啉衍生物介导的光动力可促进大量细胞发生光化学反应引起免疫抑制。

光动力疗法治疗后,肿瘤细胞的溶解产物是一种很强的抗肿瘤疫苗,这种疫苗的作用超过其他方式制备的如紫外线处理的、放射线处理的全肿瘤疫苗。且与传统的抗肿瘤疫苗不同,光动力处理后制备的抗肿瘤疫苗无须加用免疫佐剂就能起作用。光动力疗法治疗后制成的疫苗是肿瘤特异性的,可诱导细胞毒性的 T 淋巴细胞反应,这就说明,光动力疗法对肿瘤细胞的直接作用,在增强机体的抗肿瘤免疫反应中起着重要的作用。光动力疗法治疗后制备的抗肿瘤疫苗为肿瘤辅助治疗提供了新的可能。同时,也有一些研究报道和临床观察的病例显示,光动力疗法治疗后机体的免疫功能降低。在某些情况下,光动力疗法可能引起免疫抑制,降低抗肿瘤细胞的免疫反应能力。光动力疗法在何种情况下能够增强机体的抗癌功能,在哪些情况下则削弱机体的抗癌免疫功能,是当今光动力疗法基础研究工作中的热点课题之一,具有重要的理论意义和实际价值。

总之,光动力疗法杀灭肿瘤的作用机制非常复杂(图 1-2),受多种复杂因素的影响,迄今的大量研究虽然已经取得了许多重要进展,但仍有很多问题有待深入研究并进行阐明。

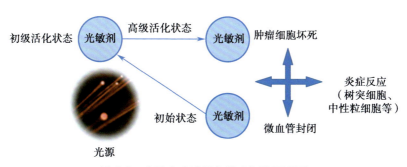

图 1-2　光动力疗法杀伤肿瘤细胞原理图

六、光动力疗法在肿瘤中的用途

肿瘤是指机体在各种致瘤因子作用下,局部组织细胞增生所形成的新生物,血流丰富。肿瘤按照性质可分为良性肿瘤、恶性前病变(癌前病变)和恶性肿瘤。肿瘤的光动力疗法治疗是 20 世纪 70 年代末开始形成的一项肿瘤治疗新技术,联合光敏药物和光活化治疗肿瘤,用特定波长照射肿瘤部位,能使选择性聚集在肿瘤组织的光敏药物活化,引发光化学反应破坏肿瘤;也可通过作用于肿瘤细胞的微血管造成血管完全封闭,使肿瘤组织因缺少氧和营养而枯竭,最终导致肿瘤组织坏死;同时光动力疗法可诱导抗肿瘤免疫效应,增强机体各种免疫细胞的抗肿瘤作用,对肿瘤的复发有很好的控制作用。

1. **表面照射光动力疗法治疗** 体表肿瘤指发生在身体表浅部位的肿瘤,概念上除皮肤肿瘤外,尚包括其他浅在组织发生的肿瘤。体表肿瘤病变位置表浅,适合光动力疗法治疗,按照光的穿透深度,治疗时操作简单易于观察且不需要特殊的医疗器械。同时,体表肿瘤的治疗过程中,如外科手术等传统的常规治疗,常涉及患者容貌的损害和功能的破坏,而表面照射光动力疗法创伤小,最大限度保留病变部位的外貌和功能。光动力疗法可以治疗的体表肿瘤包括皮肤肿瘤如基底细胞癌、鳞状细胞癌、皮肤原位鳞状细胞癌(鲍恩病)、特发性出血性肉瘤(卡波西肉瘤)、皮肤转移癌、恶性黑色素瘤,口腔部肿瘤包括舌癌、唇癌,颈部肿瘤,开颅后的脑胶质瘤,外阴生殖器恶性肿瘤包括阴茎癌、外阴癌、阴道癌、宫颈癌。

2. **内镜引导下肿瘤光动力疗法治疗** 内镜是集传统光学、人体工程学、精密机械、现代电子、数学、软件等于一体的检测仪器,具有图像传感器、光学镜头、光源照明、机械装置等。它可以经口腔进入胃内或经其他自然孔道进入体内。20 世纪 80 年代早期光动力疗法首次用于食管癌的治疗。由卟吩姆钠和 630nm 准分子染料激光器介导的光动力疗法治疗浅表食管癌取得了令人瞩目的效果后,光动力疗法于 1994 年和 2005 年先后被日本和韩国批准作为浅表食管癌的姑息性治疗方法,并于 1995 年被美国 FDA 批准用于晚期食管癌的姑息性治疗。对于其他深部的肿瘤,如鼻咽癌、气管及支气管肺癌、胃癌、喉癌、结直肠癌、胆道恶性肿瘤、膀胱癌等,也可进行内镜引导下肿瘤光动力疗法治疗。

3. **组织间光动力疗法治疗** 微创介入治疗是在影像如超声、CT 等技术引导下进行的,以最小的创伤,例如仅有穿刺针眼大小,将器具或药物置入病变组织,对其进行物理、机械或化学治疗的微创技术。对于乳腺癌、肝癌、胰腺癌、前列腺癌、软组织肉瘤、位置比较深的原发肿瘤或转移瘤,可利用微创介入技术插入光纤,从而达到组织间穿刺光动力疗法治疗的目的,也称肿瘤介入光动力疗法治疗。

在光动力疗法中,由于光照穿透深度的限制,瘤体较大的体表肿瘤或可内镜引导治疗肿瘤的深部肿瘤组织往往不能获得足够的光照,因此进行体表肿瘤光动力疗法治疗或内镜引导下肿瘤光动力疗法治疗时不能彻底去除肿瘤。此时也可采用将光纤插入肿瘤的方式进行组织间光动力疗法治疗。

总之,光动力疗法在很多国家已经获得政府相关部门的正式批准,成为治疗肿瘤的一项常规手段。光动力疗法对于早期原发癌症具有很高的近期治愈率。在晚期肿瘤姑息治疗中的作用更非传统疗法可比。有报道称,它在白血病治疗方面也具有一定的前景。

七、光动力疗法的特点

1. **组织选择性好**　组织选择效应是指光动力疗法能在光照区域内较特异地作用于靶组织、靶细胞的现象。这是光动力疗法最突出的优点,可以最大限度地减少重要器官的功能丧失。例如,鲜红斑痣是一种真皮浅层毛细血管网扩张畸形,光动力疗法在去除病变毛细血管网时可以不损伤其上的表皮层和其下的真皮深层,因此不会遗留瘢痕;采用放疗和热疗方法治疗膀胱黏膜的多灶性肿瘤时,由于导致肌层纤维化,经常发生膀胱容量和顺应性降低的并发症,但采用光动力疗法可以避免这种情况,所以光动力疗法特别适用于重要器官的高精度治疗。

2. **对微血管组织的损伤作用强**　血管内皮细胞直接接触血流,细胞表面积大,对光敏剂吸收迅速,在光动力反应中消耗的光敏剂和氧可以得到快速补充,血液中产生的单态氧也可以直接损伤内皮细胞膜,因此光动力疗法对微血管组织的选择性好、作用强。因此光动力疗法特别适用于微血管疾病的治疗,如鲜红斑痣、视网膜黄斑变性、食管静脉曲张栓塞治疗后遗留的微血管等疾病,同时也适用于通过破坏微血管可以实现治疗目的的疾病,如肿瘤。

3. **局部治疗效果突出**　光动力疗法的治疗作用仅限于光照范围内,故只适用于病变范围局限的疾病。例如光动力疗法具有抗病毒作用,但它只能用于局部病毒感染,如乳头状瘤。

4. **全身不良反应少**　由于光动力疗法是一种局部治疗方法,无明显的全身不良反应,所以特别适用于一般情况差、不能耐受其他治疗方法的患者,并可多次重复使用。

八、目前光动力疗法的限制性

1. **光动力疗法的限制性**　人体组织的光透射性较差,光动力光源的穿透深度较弱。对大多数组织而言,光动力的有效作用深度很难超过10mm,因此光动力疗法主要适应于一些靶组织为薄层结构的疾病,如皮肤、黏膜的浅表肿瘤、鲜红斑痣、视网膜黄斑变性、动脉粥样硬化和银屑病等疾病。对于深部肿瘤或瘤体较大的肿瘤,则必须通过特殊的照射方法加以解决。

2. **缺乏理想的光敏剂**　尽管自 20 世纪 80 年代中期以来,国内外研究工作者都把研发焦点转向了寻找作用光谱更理想的单体光敏剂上,自 20 世纪末开始,已陆续有一些候选化合物进入肿瘤临床光动力疗法的研究,但目前临床光动力疗法所用的上市光敏剂除替莫泊芬、维替泊芬、血卟啉单甲醚和原卟啉Ⅸ、前体 ALA 为单一化合物外,主要还是光敏素泊芬钠和我国生产的一种血卟啉衍生物喜泊分,后两者均系以血卟啉为主要成分的混合卟啉制剂。由于化学组成不定和肿瘤光生物活性成分不明,无法阐明其所含各成分对疗效和毒性的贡献。这不仅造成疗效不稳定,且严重阻碍了基础研究的发展。

3. **组织穿透深度不能满足肿瘤治疗的需要**　美国 FDA 批准的光敏剂常用的辐照光波长为 600~700nm,组织穿透深度仅为毫米级,仅适用于表皮组织部位的治疗,难以使光动力反应深入多数肿瘤组织核心。同时大多数组织的有色体如血红蛋白等能强烈吸收可见光,大大地干扰了光敏剂对光能的转化。因此,光动力疗法的疗效随着组织深度增加而显著降低,导致治疗不彻底和复发。因此,寻求有效的方法克服组织穿透深度成为现阶段光动力研究急需解决的问题。

4. **光敏剂的选择性**　临床批准的第一代和第二代光敏剂,大多数为水溶性,除了可见光激发限制了它们的应用外,其肿瘤靶向性也是急需要解决的问题。第一代光敏剂为复杂的卟啉类混合物,在体内代谢速度缓慢,在皮肤蓄积较多,导致患者接受光动力疗法治疗后需要在暗室避光休息,患者耐受性差,拒绝接受光动力疗法治疗。为了克服这一缺陷,第二代光敏剂取得了较大的进步,能够在一定程度上克服皮肤毒性,如 ALA 其本身并没有光敏效应,只有在癌变的细胞内由于转化酶高表达才能够将其转化为具备光敏毒性的原卟啉Ⅸ,在光的激发下产生单态氧,大大降低了皮肤毒性,患者的避光时间也大大缩短。因此现阶段光动力研究的热点在于如何提高光敏剂的靶向性,克服皮肤光毒性。正常组织中的微血管内皮间隙致密、结构完整,大分子和脂质颗粒不易透过血管壁。而实体瘤组织中血管壁间隙较宽、结构完整性差,淋巴回流缺失,对大分子物质和脂质颗粒具有选择性高通透性和滞留性,这种现象被称为实体瘤组织的高通透性和高渗透长滞留效应(EPR 效应)。利用 EPR 效应将疏水酞菁与脂质体、纳米粒等相连,制备合适粒径的运输载体,将光敏剂被动靶向运输至病变部位。主动靶向载体对脂质体、纳米粒、胶束等载体进行改造,或直接将光敏剂与肿瘤细胞可特异性识别的受体或受体片段、抗体等载体相连,主动靶向运输至病变部位。然而研究发现,尽管利用纳米粒的 EPR 效应能够增加肿瘤部位的富集,但是光毒性的存在仍然困扰着患者。

5. 辐照光的传输技术不成熟 目前辐照光的传输技术不能适应不同肿瘤治疗的临床操作要求,如胃癌的光动力疗法治疗往往会受胃液分泌和胃组织皱褶及蠕动对辐照光剂量的影响等。

6. 肿瘤缺氧 光动力疗法三要素之一为氧气,因此光动力反应过程中,组织部位的氧气浓度限制了光动力反应的进行。肿瘤组织缺氧将严重影响光动力疗法的疗效。肿瘤快速生长使血液供应不足产生低氧细胞,而光动力疗法治疗过程中快速关闭肿瘤血管和局部氧气供应消耗都加重肿瘤缺氧。因此改善肿瘤部位乏氧是提高光动力效果的一个重要手段。

7. 临床治疗方案缺乏个性化 现行的临床肿瘤光动力疗法是沿用血卟啉衍生物的治疗方案。随着新型光敏剂的使用及其作用光谱波长均在600nm 以上,不仅肿瘤的治疗效果受到影响,其他生物学参数也必然受到影响。

综上,肿瘤光动力疗法治疗具有独特优点和需要进一步研究解决的问题,作为这一领域的研究和临床工作者,既要科学地认识光动力疗法在肿瘤防治中的积极作用和发展前景,又应充分看到其在发展现阶段尚存在的不足,在实践中认真探索和扎实工作,不断积累经验,逐一寻求解决之道。既不能因其独特优点而盲目使用,也不应对这一正在研究发展中的新技术提出种种脱离实际的苛求。光动力疗法涉及物理光学、药物化学、光化学、光生物学、分子生物学等基础学科和几乎所有临床学科知识。摆在我们面前的任务是,在勤于实践的同时,还必须努力学习和提高相关学科的理论知识,逐步充实和完善肿瘤防治新技术,使之最终成为一种成熟的肿瘤常规疗法,造福于广大肿瘤患者,这是时代赋予光动力疗法工作者不可推卸的责任。

（谢蕊 董佳玮 闫秀伟 王楠 张继恒 赵鸿韬）

参 考 文 献

［1］MACDONALD I J, DOUGHERTY T J. Basic principles of photodynamic therapy. J Porphyrins Phthalocyanines, 2001, 5（2）: 105-129.

［2］CASTANO A P, DEMIDOVA T N, HAMBLIN M R. Mechanisms in photodynamic therapy: part one-photosensitizers, photochemistry and cellular localization. Photodiagnosis Photodyn Ther, 2004, 1（4）: 279-293.

［3］CASTANO A P, DEMIDOVA T N, HAMBLIN M R. Mechanisms in photodynamic therapy: part two-cellular signaling, cell metabolism and modes of cell death. Photodiagnosis Photodyn Ther, 2005, 2（1）: 1-23.

［4］CASTANO A P, DEMIDOVA T N, HAMBLIN M R. Mechanisms in photodynamic therapy: part three-photosensitizer pharmacokinetics, biodistribution, tumor localization and modes of tumor destruction. Photodiagnosis Photodyn Ther, 2005, 2（2）: 91-106.

［5］DETTY M R, GIBSON S L, WAGNER S J. Current clinical and preclinical photosensitizers for use in photodynamic therapy. J Med Chem, 2004, 47（16）: 3897-3915.

［6］KOZHEVNIKOV V N, IGOSHEV V F. Use of low-energy helium-neon lasers under experimental and clinical conditions. Akush Ginekol（Mosk）, 1982（10）: 11-14.

［7］SALTER C L, STEVENSON R M, FARRER I, et al. An entangled-light-emitting diode. Nature, 2010, 465（7298）: 594-597.

［8］ZHANG J, JIANG C, FIGUEIRÓ LONGO J P, et al. An updated overview on the development of new photosensitizers for anticancer photodynamic therapy. Acta Pharm Sin B, 2018, 8（2）: 137-146.

［9］ZIMCÍK P, MILETÍN M. Photodynamic therapy as a new prospective method for cancer treatment-- Ⅱ. Overview of photosensitizers. Ceska Slov Farm, 2004, 53（6）: 271-279.

［10］LATUNDE-DADA G O, SIMPSON R J, MCKIE A T. Recent advances in mammalian haem transport. Trends Biochem Sci, 2006, 31（3）: 182-188.

［11］TSIFTSOGLOU A S, TSAMADOU A I, PAPADOPOULOU L C. Heme as key regulator of major mammalian cellular functions: molecular, cellular, and pharmacological aspects. Pharmacol Ther, 2006, 111（2）: 327-345.

［12］LEE M H, KIM E J, LEE H, et al. Liposomal Texaphyrin theranostics for metastatic liver cancer. J Am Chem Soc, 2016, 138（50）: 16380-16387.

［13］SESHADRI M, BELLNIER D A. The vascular disrupting agent 5, 6-dimethylxanthenone-4-acetic acid improves the antitumor efficacy and shortens treatment time associated with Photochlor-sensitized photodynamic therapy in vivo. Photochem Photobiol, 2009, 85（1）: 50-56.

［14］BELLNIER D A, GRECO W R, LOEWEN G M, et al. Clinical pharmacokinetics of the PDT photosensitizers porfimer sodium（Photofrin）, 2-［1-hexyloxyethyl］-2-devinyl pyropheophorbide-a（Photochlor）and 5-ALA-induced protoporphyrin Ⅸ. Lasers Surg Med, 2006, 38（5）: 439-444.

［15］张浩, 许德余. 肿瘤光化学诊治药物的研究——Ⅵ半合成血卟啉衍生物的制备及肿瘤光生物活性研究. 中国医药工业杂志, 1989, 2（12）: 60-63.

［16］许德余, 陈文晖, 张浩, 等. 光动力治癌新药血卟啉单甲醚（HMME）的研究. 中国激光医学杂志, 1993, 2（1）: 3-7.

［17］陈文晖, 吴激, 许德余. 正交试验设计优选血卟啉单甲醚制备反应条件. 第二军医大学学报, 1996, 17（40）: 393-395.

［18］顾瑛, 李峻亨, 许德余, 等. 新型光敏剂——血卟啉单甲醚临床应用研究的初步报道. 中国激光医学杂志, 1993, 2（4）: 235-236.

［19］LEACH M W，HIGGINS R J，AUTRY S A，et al. In vitro photodynamic effects of lysyl chlorin p6：cell survival，localization and ultrastructural changes. Photochem Photobiol，1993，58（5）：653-660.

［20］OKADA C Y，RECHSTEINER M. Introduction of macromolecules into cultured mammalian cells by osmotic lysis of pinocytic vesicles. Cell，1982，29（1）：33-41.

［21］WILSON P D，FIRESTONE R A，LENARD J. The role of lysosomal enzymes in killing of mammalian cells by the lysosomotropic detergent N-dodecylimidazole. J Cell Biol，1987，104（5）：1223-1229.

第二章

光动力疗法治疗颅内恶性肿瘤
（脑胶质瘤、脑转移瘤）

第一节 概　述

胶质瘤是成人最常见的颅内恶性肿瘤，其恶性程度较高，患者的平均生存期短，生存质量差。其中恶性程度最高的是胶质母细胞瘤（glioblastoma multiforme, GBM），患者在确诊后即使经过系统的手术及放、化疗治疗，中位生存期仍仅为14.6个月[1]。多年来，神经外科医生从未停止寻找新的治疗方式来延长胶质瘤患者的生存时间及提高其生存质量。

1980年Perria首次将光动力疗法应用到胶质瘤的临床治疗后，国内外各大治疗中心开始了对光动力疗法治疗脑胶质瘤的不断探索[2]。最早进行较多光动力疗法治疗脑胶质瘤病例报道的是澳大利亚皇家墨尔本医院的Kaye等[3-5]，他们相继对120例胶质瘤患者进行了光动力疗法治疗，其中原发性胶质母细胞瘤共38例，术后患者的中位生存期达到了24个月，50%的患者存活2年以上；继发性胶质母细胞瘤共40例，中位生存期9个月，而该医院同时期作为对照组的100例胶质母细胞瘤患者在接受传统治疗后中位生存期仅8个月，并且没有生存时间超过3年的患者。此外，他们还发现血卟啉衍生物（hematoporphyrin derivative, HpD）在胶质瘤中的聚集具有选择性，恶性程度越高，血卟啉衍生物在肿瘤内聚集的水平越高；Laws[6]等利用立体定向技术将光纤置于肿瘤内，联合氩染料泵浦激光治疗复发性恶性脑肿瘤，术后患者无并发症，CT及活检结果证明光动力疗法可以有效地诱导肿瘤细胞坏死。此外，Laws等[6]还尝试在瘤腔内使用弥散介质（0.1%脂质溶于盐水）来改善光的分布，进而增强光动力疗法治疗的效果，23例接受光动力疗法治疗的患者中，2例出现伤口感染，2例出现短暂的神经功能恶化，其余患者未见并发症。Kostron等[7]尝试在手术切除后对残存肿瘤注射血卟啉衍生物，并于术后第3日进行光照治疗，术后患者的生存质量得到了明显的改善；Muller 和 Wilson[8]为了克服手术中长时间照光的困难，采用了分割照射法：即在手术中对空腔内初步照射后，瘤腔内留置光纤，于术后 3 日内通过光纤分期对瘤进行充分照射，取得了良好的疗效。由于光敏剂对恶性肿瘤的高选择性，荧光引导下手术切除（fluorescence image guided surgical resection, FIGS）逐渐进入了人们的视野，最早使用 FIGS 治疗胶质瘤的是 Stummer 等[9]，52 例高级别胶质瘤患者接受了 FIGS 治疗，术后影像学结果证明，63% 的患者完整地切除了肿瘤。Stylli 等[10]则在 Kaye 的基础上，对墨尔本医院 1986—2000 年光动力疗法治疗脑胶质瘤患者（136 例胶质瘤患者进行了 145 次光动力疗法治疗，9 例复发胶质瘤的患者进行了两次光动力疗法治疗；其中胶质母细胞瘤共 86 例，间变型星形细胞瘤 59 例）的预后进行统计，也发现应用光动力疗法可以提高原发性和继发性胶质瘤的中位生存期，7 例原发性胶质母细胞瘤在 60 个月的随访期后依然存活，足以证明光动力疗法治疗胶质瘤的有效性。Akimoto 等[11]不再对整个瘤腔进行均匀的光照，而是在尽可能地切除肿瘤后在瘤腔底部选择 1~2 个复发可能性大的部位进行重点照射，共 14 例患者接受了上述的治疗方式，其中 6 例原发的胶质瘤患者无进展生存期（progression free survival, PFS）为 23 个月，3 例死亡患者中位生存期 26 个月，另外 3 例患者总生存期均在 3 年以上。但复发胶质瘤患者的预后与常规手术相近；Muragaki 等[12]在瘤腔照射的基础上，对有复发危险的部位进行重点照射，而对于不能完全切除肿瘤的患者，则先确定肿瘤残存位点，随后对残存病灶增加额外的激光照射，在 22 例接受治疗的患者中，6 个月 PFS 达到了 91%，1 年生存率 95.5%，中位生存期 27.9 个月。

我国的凌锋等[13]在 1986 年首先在动物实验的基础上，对 17 例脑胶质瘤患者进行了光动力疗法治疗，但并未对患者进行术后随访；同年，王文仲等[14]报道了 22 例光动力疗法治疗脑肿瘤的病例，其中胶质瘤 17 例，患者术后无不良反应，但未对患者预后进行报道；1990 年，朱树干等[15]利用光动力疗法辅助手术治疗 30 例脑胶质瘤，发现与同期单纯手术对照组相比，光动力疗法治疗组效果更加明显；胡韶山等[16]经过长时间对光动力疗法的探索与改良，利用光动力疗法联合减压性显微手术（大部切除）治疗胶质瘤，术后患者 1 年生存率 76.5%（26/34），2 年生存率 52.9%（18/34）。而胡韶山改良的光动力靶向联合精准显微手术（沿着肿瘤相对界面近全切除）的效果更加明显，术后 1 年生存率高达 96.0%（24/25），2 年生存率 88.0%（22/25），并且出现了多例无瘤生存 10 年以上病例。此外，杨志林等[17]（18 例）、王守权等[18]（27 例）、秦怀海等[19]（30 例）专家利用光动力疗法治疗胶质瘤也取得了良好的疗效；车万民[20]利用立体定向光动力疗法治疗胶质瘤，在保证疗效的同时缩短了患者的治疗时间，但由于术后的组织水肿引起颅内压增高，故建议应用治疗直径小于 3cm 的肿瘤。

历经 40 余年国内外学者的不断探索与改良，光动力疗法治疗脑胶质瘤已经取得了惊人的进展，切实改善了患者的预后。然而，目前关于光动力疗法在胶质瘤方面的治疗标准多依靠术者自身临床经验，尚未有公认的业内共识，这也成为光动力疗法在脑胶质瘤临床应用治疗中受限的原因之一。本章综合国内外报道的光动力疗法治疗脑胶质瘤的病例，对光动力疗法的机制、适应证、禁忌证、治疗流程等多方面进行筛选、总结、归纳，并选择具有代表性的病例进行分析，为光动力疗法治疗脑胶质瘤的临床应用提供强有力的治疗标准参考。

随着医学技术的不断进步和基础研究的不断深入，胶质瘤的治疗在选择上更趋向多元化，临床治疗中多学科、多因素联合治疗或是对抗肿瘤的有效方式。光动力疗法在临床上已被广泛接受，成为继手术、化疗、放疗之后最有前景的疗法之一。光动力疗法自 20 世纪 80 年代首次被用于治疗胶质瘤，至今已有 40 多年的发展历史。基于"大树学说"的手术精准切除联合光动力靶向治疗的改良新技术有效地改善了肿瘤免疫微环境，在临床胶质瘤的治疗中取得显著的效果。单中心出现 4 例 10 年以上生存病例，为胶质瘤患者带来了新希望。开发更加具有靶向性和更少不良反应的光敏剂，明确光动力疗法中的量效关系；有效结合免疫治疗及其他治疗手段，是光动力疗法未来发展的方向，也是面临的挑战。需要依靠多学科和多领域的探索和创新，才能实现诊疗一体化的全局部署。另外，我国目前正在积极开展对肿瘤基础的研究，使用包括中医治疗和心理诊疗等多学科治疗，多因素干预，对肿瘤患者进行个体化诊疗，以提升临床治疗效果。

目前光动力疗法在肿瘤治疗中发挥独特且有效的作用，相信在未来会成为更为普遍的治疗方式，为抗癌事业作出巨大贡献。

第二节　光动力疗法机制

光动力疗法治疗肿瘤的主要作用机制包括光敏作用直接杀伤、微血管封闭及免疫系统激活[21]。

一、光敏作用直接杀伤

光敏作用直接杀伤肿瘤细胞是以光、光敏剂（PS）和分子氧三种基本元素共同作用产生的光毒性诱导肿瘤细胞死亡。脑胶质瘤的临床治疗使用血卟啉衍生物（HpD）作为光敏剂，基于肿瘤组织的高亲和力和代谢延迟特点，静脉注射的光敏剂时间依赖性地在肿瘤组织富集，其在肿瘤与正常组织间的浓度差达 10 倍以上。根据光敏剂的亲脂性，光敏剂可富集在肿瘤细胞膜（光敏素）、溶酶体（他拉泊芬钠）、线粒体（苯并卟啉衍生物）及内质网（四间羟苯基二氢卟吩）[22]。在 600~800nm 波长的红光照射下，光敏剂由基态进入激活态。不稳定的激活态光敏剂可通过系统内交联产生相对稳定的三重态光敏剂，后者主要通过 Ⅱ 型光敏反应机制将能量转移给三态氧（$^3O_2$）形成单态氧（$^1O_2$），进一步产生超氧阴离子自由基（$O_2 \cdot -$）、过氧化氢（H_2O）和羟自由基（$HO \cdot$）等活性氧（ROS）。活性氧通过氧化氨基酸残基（色氨酸）、胆固醇及核酸碱基造成细胞膜结构破坏及蛋白酶变性，细胞维持自身稳态的功能尽数失效，最终导致凋亡、坏死或自噬性死亡（图 2-1）。相比于低剂量光照引起细胞凋亡，高剂量光照引起肿瘤细胞的内部剧烈变化而走向坏死。坏死细胞内钙离子、代谢产物及细胞因子的快速释放可造成周围细胞的损伤或死亡、局部及全身反应。

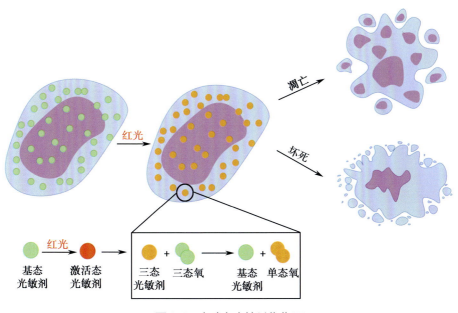

图 2-1　光动力直接杀伤作用

二、微血管封闭作用

微血管封闭作用基于光敏剂在血管内皮中的富集[23]，早期光敏效应引起血管损伤，血小板激活、富集，血栓形成，阻断肿瘤微循环，剥夺肿瘤组织养分及氧气供给，促进肿瘤细胞坏死及凋亡（图 2-2）。

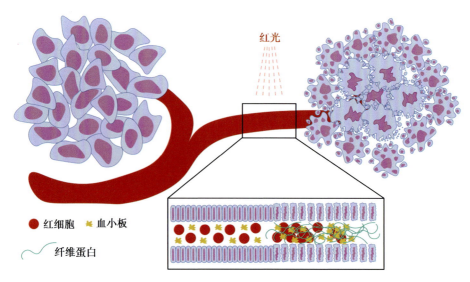

图 2-2　光动力对微血管的封闭作用

三、免疫系统激活

此外,光动力疗法作用下的细胞坏死释放大量损伤相关分子模式（DAMPs）,如高迁移率族蛋白 1（HMGB1）、热休克蛋白（HSP）、中枢神经特异蛋白（S-100）等,引发局部急性炎症反应（图 2-3）,通过 Toll 样受体（TLR）、糖基化终产物受体（RAGE）等多种受体招募循环免疫细胞[24],促进树突状细胞成熟,向原始 T 细胞提呈肿瘤相关性抗原,诱导 CD4$^+$T 细胞及 CD8$^+$T 细胞生成,形成适应性免疫反应,增强免疫反应及免疫监视。

因此,光动力疗法是以肿瘤细胞直接杀伤为先导,肿瘤微循环破坏为辅,并形成持久的抗肿瘤适应性免疫的治疗胶质瘤方式。

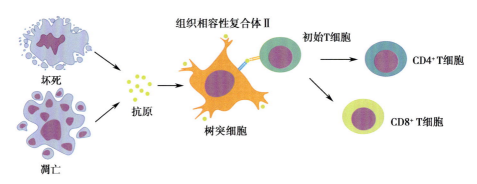

图 2-3　光动力引发局部急性炎症反应

区别于其他系统肿瘤,胶质瘤的进展主要是邻近脑实质的浸润,极少有远处转移。基于这个特点,光动力疗法非常适合在胶质瘤手术切除后,对肿瘤浸润区域进行局部特异性治疗,血 - 肿瘤屏障的开放使光动力疗法与化疗结合相得益彰,所形成的免疫增强作用对卫星病灶亦有效。随着肿瘤治疗的日益精准化,结合历史研究及临床经验中对胶质瘤的深刻理解,胡韶山教授提出了以树干、树根和土壤为核心元素的大树学说(图 2-4)。胶质瘤预后不佳并极易复发的原因,不仅是胶质瘤瘤体(树干)增长迅速,还包含瘤周众多的浸润在正常脑实质内的肿瘤细胞(树根)无法切除及有利于肿瘤生长的肿瘤免疫微环境(土壤)。由于基因及染色体异常,肿瘤细胞异常增殖,表现为核异型性增加,肿瘤生长迅速。肿瘤迅速生长伴随着血供的相对不足,肿瘤内缺氧、坏死,促进血管新生及肿瘤细胞迁移并向外周浸润[25]。肿瘤微环境中,肿瘤细胞与调节性免疫细胞形成的抑制性免疫微环境协助肿瘤细胞逃避免疫监视[26]。因此,最大范围地沿肿瘤边界进行切除,只去除了树干,降低了肿瘤负荷。然而,浸润在正常脑组织内的肿瘤细胞(树根)没有清除,有利于肿瘤细胞生长的免疫微环境(土壤)没有改善,均是胶质瘤复发的隐患。基于“去干、拔根、改土”的大树理论给胶质瘤的治疗提供了更完善的治疗策略。

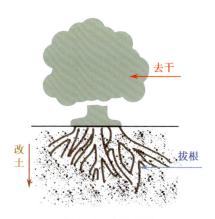

图 2-4　大树学说

光动力疗法涉及“双靶向”,化学靶向及物理靶向。化学靶向为光敏剂在肿瘤内的富集浓度,由于缺乏合适的术中测量手段,化学靶向的优化在临床上存在限制。物理靶向为特异性的光动力照射位置,对特定区域集中照射,提高光动力疗法治疗的效率,是适用于临床实践的方向。肿瘤与正常组织的边界随着肿瘤的生长而扩大,均可成为其浸润生根的位置。特异性地识别进入区域,并有针对性地进行光动力疗法治疗,有利于残余肿瘤细胞的清除及局部免疫微环境的重塑。在临床治疗中,胡韶山教授基于肿瘤边界的不均质性，提出了"生发界面"概念，即肿瘤切除后残余肿瘤复发的区域，以及与生发界面对应的"膨胀界面"，即肿瘤膨胀性生长、无侵袭浸润且边界清晰的区域（图2-5）。生发界面在影像学、术中及病理中具有以下特点：影像上，T_2 Flair高信号，扩散加权成像（DWI）高表观弥散系数（ADC）值，磁共振弥散张量成像（DTI）低各向异性分数（FA）值，磁共振波谱成像（MRS）高胆碱/肌酸（Cho/Cr）值；术中显微镜下，与正常组织粘连紧密，界限模糊，组织结构紊乱，明显移行带特征，血供丰富；病理学，肿瘤细胞明显浸润，血管内皮生长因子（VEGF）、血小板-内皮细胞黏附分子（CD31）、Ki-67、基质金属蛋白酶9（MMP-9）阳性。膨胀界面主要由被挤压的正常脑组织构成，并存在胶质增生区，该区域细胞排列疏松，少异型性细胞及血管。结合影像、术中、病理学特征，生发界面是肿瘤周围的特殊区域，具有明显的肿瘤浸润侵袭、增殖及丰富的血供，是肿瘤的根部所在。靶向生发界面，特异性识别肿瘤根部，在去除"树干"的同时，利用光动力疗法拔掉"树根"，改善局部"土壤"，高效清除胶质瘤并形成免疫监视，给患者带来更好的预后。

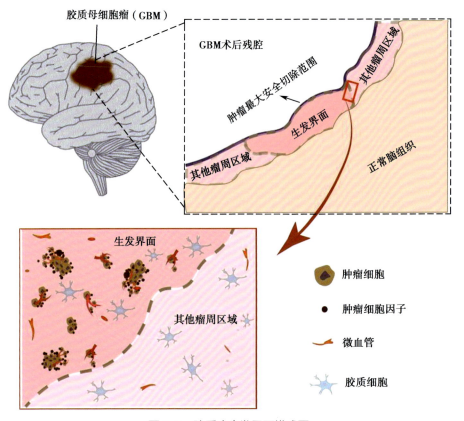

图2-5　胶质瘤生发界面模式图

第三节 光动力疗法治疗流程

光动力疗法治疗流程见图 2-6。

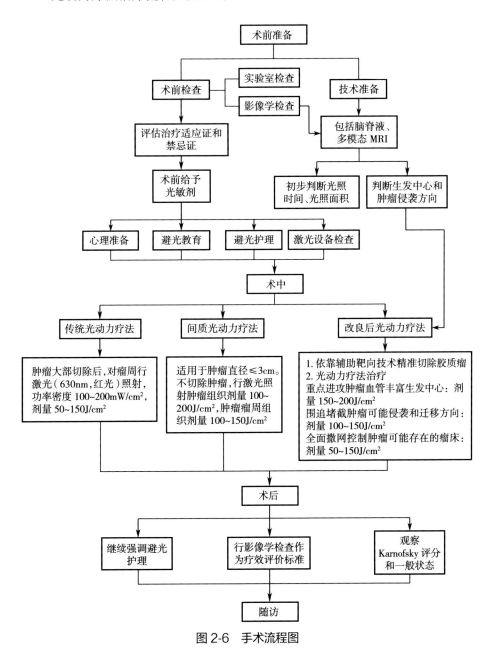

图 2-6 手术流程图

一、适应证与禁忌证

（一）适应证

1. 原发局灶性脑胶质瘤（2~4级）。

2. 复发脑胶质瘤（单发或存在卫星病灶）。

3. 各种来源引起颅内压增高的较大单发脑转移瘤。

相对适应证：以下几种疾病为相对适应证，治疗时应慎重对待，与患者及家属充分沟通。弥漫性低级别脑胶质瘤、脑胶质瘤病、多发（多生发中心）脑胶质瘤、多发脑转移瘤等。

（二）禁忌证

1. 光敏剂过敏者。

2. 严重凝血功能障碍者。

3. 严重心脑血管疾病患者，多脏器衰竭、终末期患者。

4. 麻醉不耐受者。

注意事项：光动力疗法的不良反应因人而异。肿瘤类型、大小、位置及光敏剂和光照时间等因素都会起作用。

二、术前准备

1. **辅助检查** 实验室检查：术前血常规、凝血功能、血生化等。影像学检查：CT、脑血流量（CBF）或者 MRI 检查、多模态 MRI 以初步判断肿瘤大小、水肿范围和恶性程度。功能检查：心电图检查、肺功能等。

2. **技术准备** 严格掌握光动力疗法的操作技术、适应证及禁忌证。改良后光动力疗法需要根据患者的影像学检查，判断"生发中心"（影像学特点：T_2 Flair 高信号；DWI 高 ADC 值；DTI 低 FA 值；MRS 高 Cho/Cr 值）和肿瘤可能扩散的潜在方向。对精准切除肿瘤后行靶向光动力疗法有一个整体规划，尤其是根据肿瘤的形状，利用近似法大致判断肿瘤体积和切除后照射面积，在进行照射时做到有的放矢。

3. **光敏剂准备** 根据不同光敏剂选择给药时间、给药剂量。如血卟啉注射液（喜泊分）注射前需要皮试，无过敏现象，给予 5mg/kg 加入 250ml 生理盐水，1 小时滴注完毕。48 小时左右后可行手术。

4. **避光护理** 从开始应用光敏剂到光敏剂代谢完全为止，患者应该处于暗室中，即便做相应检查时，也应使用避光单和戴避光帽。不同光敏剂避光时间不同：血卟啉单甲醚 1~2 周、其他血卟啉衍生物（Photosan 等）3~4 周，可根据光敏剂药代动力学特点决定。代谢功能障碍的患者可适当延长避光时间。

5. 心理准备与知情同意告知　和患者充分沟通光动力疗法应用中可能的影响因素,解释说明手术的优缺点、治疗的目的、治疗的计划、可能的结果、可能的并发症。另外对患者进行避光教育,让患者明白避光的重要性和合理性,消除暗室对患者造成的不利影响。

6. 激光设备的调试　术前必须检查激光设备,在机器自检后,还应检查光导纤维激光通过率、校准治疗光照功率和时间。准备所需要的光纤:柱状光纤、平切光纤和球形光纤。

7. 其他准备　包括患者的禁食、禁水等。

三、术中操作

1. 常规消毒、麻醉、开颅(在较暗光线的环境下,注意暴露部位避免强光照射)、显露肿瘤。

2. 光动力疗法治疗

（1）传统光动力疗法治疗:手术切除大部分肿瘤后,对瘤周行激光（630nm,红光）照射,功率密度 $100\sim200mW/cm^2$,能量密度 $50\sim150J/cm^2$。

（2）间质光动力疗法治疗:适用于直径不超过 3cm 的胶质瘤。一般对肿瘤直接使用柱状光纤,能量密度为 $100\sim200J/cm^2$。

（3）改良后光动力疗法治疗:依据"大树学说",注重重点进攻（肿瘤生发中心）、围追堵截（控制肿瘤的侵袭和迁移）、全面撒网（控制所有肿瘤可能存在的瘤床）。

首先,精准切除胶质瘤。有别于传统光动力疗法留一部分肿瘤组织进行光动力疗法治疗的方式,改良后光动力疗法采用术中 CT、MRI、导航、彩超,必要的电生理检测,术中唤醒手术,功能 MRI,可视化荧光技术,严格把握肿瘤切除范围,保留脑组织的同时最大程度切除肿瘤。

判断胶质瘤生发中心。术中再次判断生发中心,术中显微镜下特点:①与正常组织粘连紧密;②血供相对丰富。

肿瘤切除满意后,利用近似法将残腔看作圆锥、圆台、圆柱或近似球体,估计残腔面积,掌握不同照射区域的面积。使用激光（630nm,红光）照射,功率密度 $100\sim200mW/cm^2$,对肿瘤生发中心进行强化照射（$150\sim200J/cm^2$）,对界面清楚的残腔部分,可用较低剂量 $50J/cm^2$。连续生理盐水冲洗残腔（图 2-7）。

3. 改良后光动力疗法治疗技巧

（1）重点进攻:根据多种影像学资料和术中镜下所示比较,判断生发中心,主要特点表现;局部可做高峰剂量照射（$150\sim200J/cm^2$）。

51

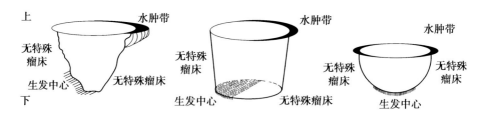

类圆锥面积：πRL，L为母线，R为半径。

类圆台面积：$\pi L(R+r)+\pi r^2$，L为母线，R为上圆半径，r为下圆半径。

类半球面积：$2\pi r^2$。

图 2-7　手术精准切除肿瘤后残腔

（2）围追堵截：根据水肿带的特点和解剖学基础来判断肿瘤侵袭和迁移的方向，可进行叠加照射，加强光敏效应，强化照射剂量（100~150J/cm^2）。

（3）全面撒网：对所有肿瘤可能存在的瘤床，达到全面覆盖，发挥双向作用，一般照射剂量为 50~100J/cm^2。

（4）常规关颅：一般不用去骨瓣减压，常规关颅即可。如果病变深在（丘脑胶质瘤）或位于颅后窝的脑干等部位或预测高颅压影响因素较多时，需要去骨瓣减压。

四、术后护理

1. **继续强调避光护理**　第 3~4 周患者皮肤对光线还有一定的敏感性，需避免强烈阳光直射和室内强光照明。30 日后，建议患者进行光敏感试验，将患者的手放在一个有直径 2cm 的洞的纸袋内，暴露在阳光下照射 10 分钟；如果 24 小时内出现肿胀、发红、水疱，患者则应再避光 2 周，然后进行重新测试；如果在 24 小时内没有任何反应发生，患者可逐渐恢复接触阳光。

2. **按术后不同时间行影像学检查，作为疗效评价标准**　常规术后 3 日内行增强 MRI 检查，作为以后复查对比的标准，术后 3 个月、6 个月、1 年、2 年、3 年、5 年常规复查。

3. **评估 Karnofsky 评分和一般状态**　心率、呼吸、血压、心电图、氧饱和度。

4. **建立随访档案**　与患者定期联系，术后 3 个月、6 个月、1 年、2 年、3 年、5 年记录生存时间，计算生存率。

五、并发症及处理

1. **光敏反应**　临床表现主要为皮肤过度晒伤样改变,如充血、红肿、刺痛,少数出现皮疹,多为红斑、丘疹,伴瘙痒或灼痛,重者可能出现脱皮、水疱。后期可能出现色素沉着。对患者进行避光教育是整个治疗的一部分,告知患者使用保护性的服装及注意事项是十分重要的。一旦发生,在皮肤最初出现麻刺感或红斑时,应立即躲避阳光,用冷水湿敷发热红肿的部位,此后需避免阳光直射2周。对于出现皮疹者,可口服抗过敏药物,局部涂抹含激素类药物的药膏。明显肿胀、出现水疱为严重的光毒性反应,需静脉使用激素类药物,口服抗过敏药,避免接触阳光。

2. **发热**　一般体温在37~38℃。可能为肿瘤坏死的吸收热,需进行对症退热、抗感染等治疗。

3. **脑水肿**　常见局部脑水肿,弥漫性全脑肿胀少见。肿瘤减压充分,一般水肿不严重,可酌情给予20%甘露醇250ml或呋塞米40mg脱水,较严重者加用地塞米松等激素类药物。脑组织移位严重,有脑疝倾向者可行内外减压术。

4. **溶瘤综合征**　深部较大肿瘤经非开放式光动力疗法治疗,短时间内大量肿瘤代谢产物释放和组织坏死吸收,引发溶瘤综合征。可酌情给予脱水药物和激素。

5. **颅内压增高**　多数患者都会有一定程度的颅内压波动,有条件单位可应用颅内压监护设备,无条件者在术后进行严格的六联(体温、脉搏、呼吸、血压、瞳孔、意识)观察,辅助腰椎穿刺、CT、MRI等必要的检查,直到颅内压稳定。

六、疗效评价

(一)传统评价

传统光动力疗法和间质光动力疗法疗效评价可以参考全国激光血卟啉会议制定的"光动力治疗疗效标准"(1984年6月)。

1. **近期疗效标准**

完全缓解(CR):可见的肿瘤完全消失,持续1个月。

显效(SR):肿瘤的最大直径和其垂直直径或肿瘤高度的乘积减少50%以上,并持续1个月。

微效(MR):肿瘤的最大直径和其垂直直径或肿瘤高度的乘积减少不足50%,并持续1个月。

未缓解（NR）：肿瘤无缩小或增大。

2. **中数稳定期**　第一次治疗开始到病灶两径乘积增大 25%。

3. **中数治疗后生存期**　第一次治疗开始到死亡或末次随诊的时间。

（二）改良后光动力疗法参考评价标准

1. **近期评价标准**　可分为有效、缓解、无效三种情况。

有效：与光动力靶向术前比较，术后 3 日内增强 MRI 显示手术残留肿瘤消失或体积减小 50% 以上；卫星病灶减少或消失；Karnofsky 评分提高或无变化。

缓解：与光动力靶向术前比较，术后 3 日内增强 MRI 显示手术残留肿瘤体积减小 25% 以上；卫星病灶减少或消失，Karnofsky 评分提高或无变化。

无效：与术前比较，术后 3 日内增强 MRI 显示手术残留肿瘤减小不足 25%；卫星病灶无变化，Karnofsky 评分无变化或降低。

2. **远期评价标准**　可分为有效和无效。

有效：生存时间超过传统治疗方式平均生存时间 3 个月以上或在单中心/多中心样本 2 年生存率超过 50%，可评定为有效。

无效：生存时间没有超过传统治疗方式平均生存时间 3 个月以上或在单中心/多中心样本 2 年生存率没有超过 50%。

第四节　典型病例分析

一、岛叶胶质瘤

（一）病例情况介绍

患者，女性，34 岁，因"头痛及语言笨拙数日"入院。既往体健。辅助检查：头颅 MRI 检查示左侧岛叶占位性病变，考虑胶质瘤术后复发可能性大（图 2-8）。常规脑电图检查未见明显异常。入院诊断：颅内占位性病变（岛叶，左侧），胶质瘤术后复发。

（二）诊疗过程

1. **讨论意见**　根据 MRI 检查结果，左侧岛叶脑实质内见不规则混杂信号团块影，增强可见呈花环样强化病灶，病灶周围见大片水肿区。结合患者病史、症状及体征，考虑患者为脑胶质瘤复发，建议行开颅手术联合光动力靶向治疗，明确肿瘤组织病理及分子病理诊断，再进一步行放疗及化疗等综合治疗。

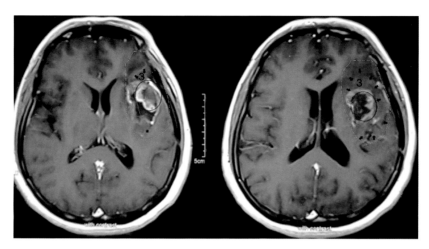

图 2-8 术前（2011 年 4 月）MRI 影像

1. 肿瘤中心（手术精准切除红色区域）；2. 生发界面（重点进攻蓝色区域，切断肿瘤组织的血液供应）；3. 肿瘤周围水肿带（围追堵截黄色区域，防止肿瘤细胞向周围侵袭和迁移）。

2. 治疗方案 MRI 提示左侧岛叶脑实质占位，考虑肿瘤复发，患者及家属要求手术，拟行内镜下左侧开颅脑胶质瘤切除术加光动力疗法治疗。术前 48 小时静脉注射血卟啉注射液（喜泊分，5mg/kg），避光。术中全程在手术显微镜下操作，开颅手术最大范围精准切除肿瘤中心部位，后根据增强 MRI 影像提示，结合临床经验，使用 630nm 波长，100~200mW/cm² 功率密度的激发光；"重点进攻"肿瘤生发中心，局部可做 150~200J/cm² 高峰剂量照射；根据肿瘤周围水肿带的特点，"围追堵截"肿瘤侵袭和迁移的方向，使用 100~150J/cm² 强化剂量照射；对肿瘤周围所有可能存在的瘤床"全面撒网"，达到全面覆盖，发挥双靶向作用，一般照射剂量为 50~100J/cm²。根据"大树假说"，采用"重点进攻—围追堵截—全面撒网"方法，最大限度切除肿瘤的过程中，切断肿瘤的血管供应，激发机体免疫反应，预防肿瘤细胞向血管周围空间和脑实质转移。术后根据组织病理及分子病理结果，指导进一步放、化疗等。

3. 术前评估

（1）肿瘤及瘤周情况判断及处理：①肿瘤中心（手术精准切除）；②生发界面（重点进攻，切断肿瘤组织的血液供应）；③肿瘤周围水肿带（围追堵截，防止肿瘤细胞向周围侵袭和迁移）。

（2）术前光动力照射面积评估：肿瘤组织形状类似球形（图 2-9），肿瘤组织切除后光动力照射面积约为 $1/2 S_{表}=2\pi r^2$。

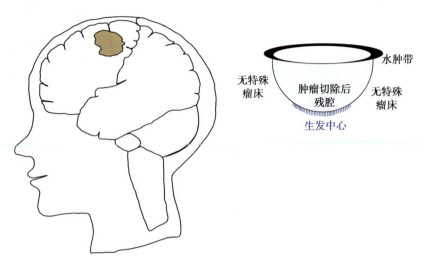

图 2-9　光动力疗法模式图

（三）术后随访

1. **明确诊断**　患者术后组织病理及分子病理学诊断:（颅内）星形细胞瘤 2 级。免疫组化: GFAP（＋）, Vimentin（＋）, S-100（＋）, P53（＋）, Ki-67<1%, CD68 （＋）少量, Syn 神经毡（＋）, Neu-N（－）。根据组织病理及分子病理结果,指导进一步放、化疗。

2. **术后随访结果**　患者顺利完成手术,术后辅助放、化疗。术后复查头部 CT、MRI,未见明显复发,光动力瘢痕形成（图 2-10、图 2-11）。目前康复良好,术后已无瘤生存 11 年（截至 2022 年 6 月）。

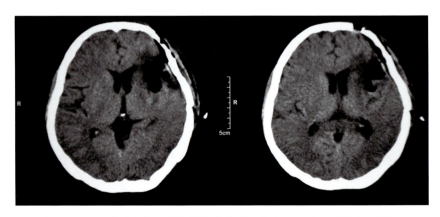

图 2-10　手术联合光动力靶向治疗术后 1 日（2011 年 5 月）CT 影像

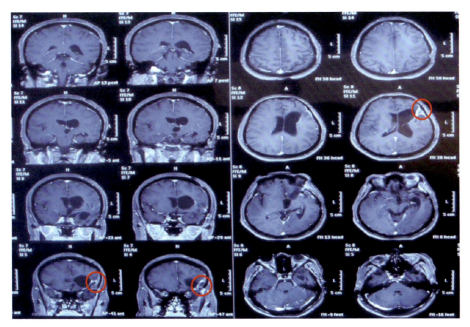

图 2-11　术后 2 年（2013 年 6 月 17 日）MRI 增强影像（红圈区域为光动力瘢痕）

二、额顶交界处胶质瘤

（一）病例情况介绍

患者，男性，60 岁，因"胶质瘤术后伴上下肢麻木 1 年"入院。头颅 MRI 检查（2021 年 7 月 22 日）示右侧额顶交界处脑实质占位，中线结构向左移位，考虑胶质瘤术后复发可能性大（图 2-12、图 2-13）。常规脑电图检查未见明显异常。

入院诊断：颅内占位性病变（额顶叶交界处，右侧），胶质瘤术后复发。

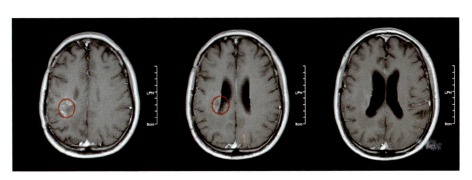

图 2-12　术前 1 个月（2021 年 6 月 18 日）MRI 增强影像（红圈区域为肿瘤）

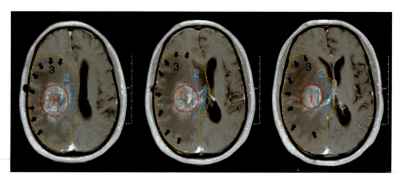

图 2-13 术前(2021 年 7 月 22 日)MRI 增强影像

1. 肿瘤中心(手术精准切除红色区域);2. 生发界面(重点进攻蓝色区域,切断肿瘤组织的血液供应);3. 肿瘤周围水肿带(围追堵截黄色区域,防止肿瘤细胞向周围侵袭和迁移)。

(二)诊疗过程

1. **讨论意见** 根据 MRI 检查结果,右侧额顶交界处脑实质内见不规则混杂信号团块影,大小约 61mm×46mm,T_1WI 稍低信号,T_2WI 呈混杂高信号,内见少许 T_2WI 低信号影,DWI 不均匀稍高信号,增强可见呈花环样强化病灶,病灶周围见大片水肿区,中线结构向左移位。结合患者病史、症状及体征,考虑患者为脑胶质瘤复发,建议行开颅手术联合光动力靶向治疗,明确肿瘤组织病理及分子病理诊断,再进一步行放疗及化疗等综合治疗。

2. **治疗方案讨论意见** MRI 提示右侧额顶交界处脑实质占位,考虑肿瘤复发,患者及家属要求手术,拟行内镜下右侧开颅脑胶质瘤切除术 + 光动力疗法治疗 + 筋膜成形术,备去骨瓣减压。术前 48 小时静脉注射血卟啉注射液(喜泊分,5mg/kg),避光。术中全程在手术显微镜下操作,开颅手术最大范围精准切除肿瘤,后根据 MRI 和术中黄荧光显影结果,结合临床经验,"重点进攻"肿瘤生发中心,局部进行 150~200J/cm² 高峰剂量照射;根据肿瘤周围水肿带的特点,"围追堵截"肿瘤侵袭和迁移的方向,使用 100~150J/cm² 强化剂量照射;对肿瘤周围所有可能存在的瘤床"全面撒网",达到全面覆盖,发挥双靶向作用,一般照射剂量为 50~100J/cm²。根据"大树假说",采用"重点进攻—围追堵截—全面撒网"方法,最大限度切除肿瘤的过程中,切断肿瘤的血管供应,激发机体免疫反应,预防肿瘤细胞向血管周围空间和脑实质转移。术后根据组织病理及分子病理结果,指导进一步放、化疗等。

3. **术前评估**

（1）肿瘤及瘤周情况判断及处理：①肿瘤中心（手术精准切除）；②生发界面（重点进攻，切断肿瘤组织的血液供应）；③肿瘤周围水肿带（围追堵截，防止肿瘤细胞向周围侵袭和迁移）。

（2）术前光动力照射面积评估：肿瘤组织形状类似球形，肿瘤组织切除后光动力照射面积约为 $1/2\,S_表=2\pi r^2$。

（三）术后随访

1. **明确诊断**　患者术后组织病理及分子病理学诊断："额叶肿块"，高级别胶质瘤；胶质母细胞瘤（WHO Ⅳ级）伴大片坏死（符合化疗后改变）。免疫组化染色结果：A4-1：MGMT（－）、EGFR（＋）、ATRX（＋）、H3K27M（－）、IDH1/2（－）、Ki-67（热点区约 15%）、Olig-2（＋）、GFAP（＋）、Vimentin（＋）、P53［野生型，（＋）约 20%］、S-100（＋）、NF（－）、NSE（－）。根据组织病理及分子病理结果，指导进一步放化疗。

2. **术后随访结果**　患者顺利完成手术，于术后 1 个月复查头部 MRI，未见明显复发，目前正在随访中（图 2-14）（截至 2021 年 8 月）。

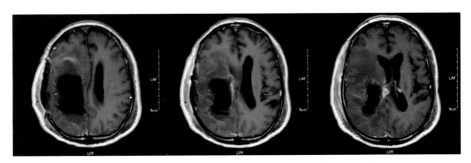

图 2-14　术后 1 个月（2021 年 8 月）MRI 增强影像

三、左枕部复发胶质瘤

（一）病例情况介绍

患者，男性，66 岁，因"左枕部胶质瘤术后半年余，伴右眼视力下降"入院。患者左枕部胶质瘤外院术后半年余，术前右侧视野缺损。患者两年前（2020 年 10 月）全身麻醉下行枕叶占位手术，术后病理为胶质母细胞瘤，术后同向性视野缺损。一直中医调理，未行术后放化疗。术后一年余患者复查 MRI 示术区脑质及脑膜异常强化，残留或复发可能，局部脑水肿不明显。本次头颅 MRI 检查（2021 年 5 月 23 日）示左枕部胶质瘤术后改变，术区脑质及脑膜异常强化，残留或复发可能（图 2-15）。脑白质高信号，Fazekas 1 级。

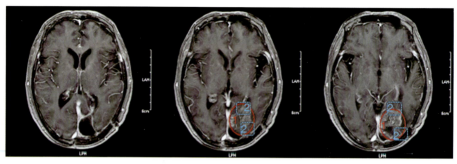

图2-15　术前（2021年5月23日）MRI增强影像

1. 肿瘤中心（手术精准切除红色区域）；2. 生发界面（重点进攻蓝色区域，切断肿瘤组织的血液供应）。

　　查体：神志清楚，合作，言语清晰，精神稍萎靡，颈软无抵抗，克尼格征阴性，双瞳等圆等大，直径25mm，光反射存在，左眼球活动自如，无眼震，视力稍差，时有复视，右眼无明显异常，双侧部位对称，双侧鼻唇沟对称，伸舌居中，双耳听力基本对称，四肢肌力5级，腱反射（++），四肢肌张力正常；双侧巴宾斯基征阴性；双侧面部和肢体针刺觉对称，四肢振动觉对称。双侧指鼻、轮替阴性，跟 - 膝 - 胫试验阴性。

　　入院诊断：左枕部胶质瘤术后复发。

（二）诊疗过程

　　1. **讨论意见**　根据MRI检查结果，左侧半卵圆区、双侧侧脑室旁见散在斑点状异常信号影，T_1WI呈稍低信号，T_2WI呈高信号，边界模糊。两侧侧脑室、第三脑室和第四脑室稍扩大，左侧侧脑室后角扩大稍明显，脑沟略增深。中线结构未见移位。考虑患者为脑胶质瘤复发，建议行开颅手术联合光动力靶向治疗，明确肿瘤组织病理及分子病理诊断，再进一步进行放疗及化疗等综合治疗。

　　2. **治疗方案**　MRI提示左侧枕部脑质及脑膜异常强化，考虑肿瘤复发，患者及家属要求手术，拟行内镜下右侧开颅脑胶质瘤切除术＋光动力疗法治疗。术前48小时静脉注射血卟啉注射液（喜泊分，5mg/kg），避光。术中全程在手术显微镜下操作，开颅手术最大范围精准切除肿瘤，后根据MRI和术中黄荧光显影技术，结合临床经验，"重点进攻"肿瘤生发中心，局部进行150~200J/cm²高峰剂量照射；根据肿瘤周围水肿带的特点，"围追堵截"肿瘤侵袭和迁移的方向，使用100~150J/cm²强化剂量照射；对肿瘤周围所有可能存在的瘤床"全面撒网"，达到全面覆盖，发挥双靶向作用，一般照射剂量为50~100J/cm²。根据"大树假说"，采用"重点进攻—围追堵截—全面撒网"方法，最大限度切除肿瘤的过程中，切断肿瘤的血管供应，激发机体免疫反应，预防肿瘤细胞向血管周围空间和脑实质转移。术后根据组织病理及分子病理结果，指导进一步放、化疗等。

3. **术前评估**　MRI 与功能 MRI 检查。肿瘤及瘤周情况判断及处理：①肿瘤中心（手术精准切除）；②生发界面（重点进攻，切断肿瘤组织的血液供应）。

（三）术后随访

1. **明确诊断**　"枕叶肿块"胶质母细胞瘤（WHO Ⅳ级）。免疫组化染色结果：A4-3：MGMT（+）、EGFR（+）、ATRX（+）、H3K27M（+）、IDH1/2（-）、Ki-67（+60%）、Olig-2（+）、Neu-N（-）、GFAP（+）、Vimentin（+）、P53（+60%）、S-100（+）、NF（-）、NSE（-）。根据组织病理及分子病理结果，指导进一步放、化疗。

2. **术后随访结果**　患者顺利完成手术，于术后第 3 日、2 个月、3 个月后复查头部 MRI，未见明显复发，患者恢复良好，目前正在随访中（图 2-16~图 2-18）（截至 2021 年 9 月）。

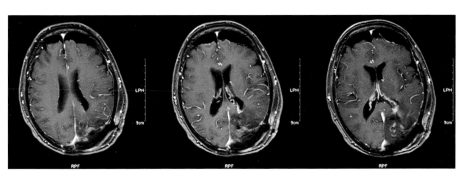

图 2-16　术后 3 日（2021 年 6 月 13 日）MRI 增强影像

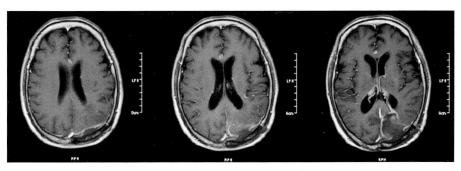

图 2-17　术后 2 个月（2021 年 8 月 10 日）MRI 增强影像

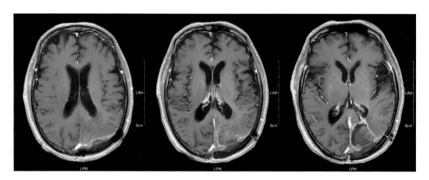

图 2-18 术后 3 个月（2021 年 9 月 12 日）MRI 增强影像

（胡韶山 李永哲 张儒有 张恒柱 吕 游 沈卫良 魏建军）

参 考 文 献

［1］STUPP R, MASON W P, VAN DEN BENT M J, et al. Radiotherapy plus concomitant and adjuvant temozolomide for glioblastoma. N Engl J Med, 2005, 352（10）: 987-996.

［2］PERRIA C, CAPUZZO T, CAVAGNARO G, et al. Fast attempts at the photodynamic treatment of human gliomas. J Neurosurg Sci, 1980, 24（3-4）: 119-129.

［3］KAYE A H, MORSTYN G, BROWNBILL D. Adjuvant high-dose photoradiation therapy in the treatment of cerebral glioma: a phase 1-2 study. J Neurosurg, 1987, 67（4）: 500-505.

［4］KAYE A H, MORSTYN G, APUZZO M L. Photoradiation therapy and its potential in the management of neurological tumors. J Neurosurg, 1988, 69（1）: 1-14.

［5］HILL J S, KAYE A H, SAWYER W H, et al. Selective uptake of hematoporphyrin derivative into human cerebral glioma. Neurosurgery, 1990, 26（2）: 248-254.

［6］LAWS E R Jr, CORTESE D A, KINSEY J H, et al. Photoradiation therapy in the treatment of malignant brain tumors: a phase I（feasibility）study. Neurosurgery, 1981, 9（6）: 672-678.

［7］KOSTRON H, WEISER G, FRITSCH E, et al. Photodynamic therapy of malignant brain tumors: clinical and neuropathological results. Photochem Photobiol, 1987, 46（5）: 937-943.

［8］MULLER P J, WILSON B C. Photodynamic therapy for malignant newly diagnosed supratentorial gliomas. J Clin Laser Med Surg, 1996, 14（5）: 263-270.

［9］STUMMER W, NOVOTNY A, STEPP H, et al. Fluorescence-guided resection of glioblastoma multiforme by using 5-aminolevulinic acid-induced porphyrins: a prospective study in 52 consecutive patients. J Neurosurg, 2000, 93（6）: 1003-1013.

［10］STYLLI S S, KAYE A H, MACGREGOR L, et al. Photodynamic therapy of high grade glioma-long term survival. J Clin Neurosci, 2005, 12（4）: 389-398.

［11］AKIMOTO J, HARAOKA J, AIZAWA K. Preliminary clinical report on safety and efficacy of photodynamic therapy using talaporfin sodium for malignant gliomas. Photodiagnosis Photodyn Ther, 2012, 9（2）: 91-99.

［12］MURAGAKI Y, AKIMOTO J, MARUYAMA T, et al. Phase Ⅱ clinical study on intraoperative photodynamic therapy with talaporfin sodium and semiconductor laser in patients with malignant brain tumors. J Neurosurg, 2013, 119（4）: 845-852.

［13］凌锋, 段国升, 郭中和, 等. 光动力学疗法对脑恶性胶质瘤最佳治疗时机的研究. 中华神经外科杂志, 1986, 02（2）: 80-84, C5.

［14］王文仲, 赵孟尧, 过宗南, 等. 光敏剂加氩激光诊治脑胶质瘤的初步报告. 中华神经外科杂志, 1986, 02（2）: 109-111.

［15］朱树干, 周茂德, 张成, 等. 光动力学疗法辅助手术治疗脑肿瘤（附30例报告）. 中华神经外科杂志, 1990, 06（4）: 248-250.

［16］胡韶山, 王齐, 岳武, 等. 光动力辅助显微手术治疗脑胶质瘤. 中华神经外科杂志, 2004, 20（1）: 30-32.

［17］杨志林, 贝伟红, 柯以铨, 等. 光敏素 Photofrin 光动力学治疗恶性脑胶质瘤. 中华神经医学杂志, 2003, 2（1）: 23-24.

［18］王守权, 王克臻, 王心民, 等. 光动力学疗法辅助治疗恶性脑胶质瘤. 中国医师进修杂志, 2008, 31（35）: 25-26.

［19］秦怀海, 刘智, 张楠, 等. 显微手术联合光动力治疗恶性脑胶质瘤. 中华神经外科杂志, 2008, 24（3）: 200-201.

［20］车万民, 董涛, 赵全华, 周杰, 李凯, 宋利梅, 季鹰. 立体定向光动力疗法治疗恶性脑肿瘤. 中华神经外科杂志, 2013, 29（7）: 724-726.

［21］CASTANO A P, MROZ P, HAMBLIN M R. Photodynamic therapy and anti-tumour immunity. Nat Rev Cancer, 2006, 6（7）: 535-545.

［22］ALLISON R R, SIBATA C H. Oncologic photodynamic therapy photosensitizers: a clinical review. Photodiagnosis Photodyn Ther, 2010, 7（2）: 61-75.

［23］ABELS C. Targeting of the vascular system of solid tumours by photodynamic therapy （PDT）. Photochem Photobiol Sci, 2004, 3（8）: 765-771.

［24］HENDERSON B W, GOLLNICK S O, SNYDER J W, et al. Choice of oxygen-conserving treatment regimen determines the inflammatory response and outcome of photodynamic therapy of tumors. Cancer Res, 2004, 64（6）: 2120-2126.

［25］RONG Y, DURDEN D L, VAN MEIR E G, et al. 'Pseudopalisading' necrosis in glioblastoma: a familiar morphologic feature that links vascular pathology, hypoxia, and angiogenesis. J Neuropathol Exp Neurol, 2006, 65（6）: 529-539.

［26］GIERYNG A, PSZCZOLKOWSKA D, WALENTYNOWICZ K A, et al. Immune microenvironment of gliomas. Lab Invest, 2017, 97（5）: 498-518.

第三章

光动力疗法治疗呼吸系统肿瘤

第一节 概 述

世界卫生组织国际癌症研究机构发布的全球最新癌症负担数据中指出，2020 年全球新发癌症病例 1 929 万例，中国 457 万例，占全球的 23.7%，位居世界第一。中国肺癌的发病率和死亡率均位居第一。目前肺癌的治疗除传统的外科手术、放疗、化疗，还有靶向治疗、免疫治疗、局部消融治疗（包括氩氦靶向、微波、射频消融、血管介入、内镜下治疗等），但因肺癌早期无症状，发现时往往已是中晚期，治疗难度大，5 年生存率不高[1]。

光动力疗法是继传统手术、放疗和化疗后出现的，治疗肿瘤的一项新方法和新技术，是一种药械联合技术，它是通过病灶局部的选择性光敏化作用来破坏肿瘤和其他病理性增生组织。光动力疗法是通过光、光敏剂和组织中氧分子的联合作用实现治疗肿瘤的一门跨学科综合性医学前沿学科。1980年日本东京医科大学 Hayata 首先报道了通过内镜下光动力疗法治疗 13 例支气管肺癌患者，取得实效。20 世纪 70 年代末光动力疗法逐渐成为一项治疗肿瘤的新技术，并被美国、英国、法国、德国、日本等不少国家批准。随着介入性肺病学的发展，光动力疗法因其创伤小，特异性高，与传统或常用疗法有很好的兼容性，在很多综合治疗中能发挥独特的作用，在呼吸系统恶性肿瘤治疗中的应用日益广泛[2]。

第二节 光动力疗法治疗流程

一、适应证

（一）早期中央型气道恶性肿瘤的治疗

采用光动力疗法治疗后，以下几类患者有望达到根治[3]。

1. 早期中央型肺癌。

2. 原发性气管恶性肿瘤。

3. 气管、支气管重度不典型增生。

需满足如下条件：经病理证实为恶性肿瘤或癌前病变，经 CT、超声支气管镜或光学相干断层成像技术、窄波光支气管镜或荧光支气管镜确认，病变累及黏膜、黏膜下层，未累及软骨和外膜层，长度 <1cm 且在支气管镜可视范围内，浸润深度 <1cm，无远处及淋巴结转移，内镜下能看到病灶且肿瘤所在部位能被光纤对准，患者无法耐受手术或不接受手术治疗。

Kato 等[4]对 1980—2006 年使用光动力疗法治疗的 204 例早期中央型肺癌患者进行回顾性分析，共 264 处病变，光敏剂为光敏素和他拉泊芬钠，结果显示 224 处病变（84.8%）获得完全缓解。分层分析示：按浸润深度分为 4 组，<0.5cm（56 处），0.5~0.9cm（124 处），1.0~2.0cm（50 处），>2.0cm（34 处）。结果分析前两组完全缓解率分别为 94.6% 和 93.5%，而 1.0~2.0cm 组完全缓解者占 80%，>2.0cm 仅占 44.1%。因而，浸润 <1cm 的早期中央型肺癌被认为是使用光动力疗法治疗的最佳适应证。美国国家癌症研究所也将光动力疗法作为 0 期 $TisN_0M_0$ 和 Ⅰ 期 $T_1N_0M_0$ 肺癌患者的一项治疗选择。

（二）姑息性治疗

1. 原发或转移性气管支气管恶性肿瘤。

2. 多中心原发中央型肺癌。

3. 肺癌手术后残端局部复发。

4. 中央型肺癌放疗后局部复发。

需满足如下条件：存在气管、支气管堵塞，且肿瘤呈管内型或管内 + 管壁型。气管狭窄 <75%。

中晚期中央型肺癌及其他肿瘤转移至气管、支气管内的肿瘤伴有或即将出现相关症状如呼吸困难、咯血、咳嗽等，采用光动力疗法治疗，可以有效改善呼吸困难，同时达到止血的作用。对于手术无法切除的气管、支气管阻塞性肿瘤，Ⅲa、Ⅲb 期，可以先行新辅助化疗联合光动力疗法或单纯行光动力疗法治疗，待肿瘤缩小后，为后期手术创造条件。对于手术、放疗后的局部残留或复发之小病灶，也可行光动力疗法治疗。

光动力疗法疗效与恶性阻塞性病变（原发性、转移性肺癌）的病理无明显相关性，与如下因素有关：①不同组织如存在色素沉着、出血和坏死的光学特性不同，可影响光的吸收和穿透深度；②浅表病变与巨大肿物堵塞治疗后坏死的范围也不同，疗效不同；③病变所在的位置（大气道、细支气管）影响治疗效果。

笔者的一项非对照研究显示光动力疗法治疗后呼吸困难、咯血、咳嗽明显减轻，支气管阻塞和肺不张得以缓解。该研究包括 68 例男性和 32 例女性

（平均年龄为 62.5 岁），均为不能手术的晚期支气管癌伴支气管阻塞。根据 WHO 身体状况评分（PS 评分）：43 例患者低于 2 分，54 例高于 2 分。患者在随后的 1 年内，第 6~8 周根据病情决定是否重复治疗，此后每 3 个月复查 1 次，直至死亡。每例患者平均行光动力疗法治疗的次数为 1.47 次。PS 评分 <2 分的患者平均生存时间和中位生存时间分别为 17.8 个月和 14 个月。而 PS 评分 ≥2 分者，平均生存时间和中位生存时间分别为 6.9 个月和 4 个月，因而表明当 PS 评分 ≥2 分时，光动力疗法治疗效果差。

二、禁忌证

1. 血卟啉症及其他因光而恶化的疾病。
2. 已知对卟啉类或对任何赋形剂过敏者。
3. 现在正在用光敏剂进行治疗。
4. 计划在 30 日内行外科手术治疗者。
5. 存在眼科疾病需在 30 日内进行灯光检查者。
6. 严重心肺功能不全、肝肾功能不全，不能耐受气管镜下治疗。
7. 明显的凝血功能障碍。
8. 肿瘤已侵犯大血管、气管食管肿瘤贯通性浸润。
9. 食管气管瘘、气管纵隔瘘、支气管胸膜瘘、支气管管壁结构被破坏。
10. 气管肿瘤致重度狭窄者（ >75%），严禁直接行光动力疗法治疗：由于光动力疗法需在给予光敏剂 40~50 小时后进行，且几日后才能诱发肿瘤坏死，治疗期间可出现黏膜水肿及坏死物形成，加重梗阻，危及生命。
11. 以管外型为主的混合性病变。
12. 孕妇慎用。光敏素被认为是怀孕风险 C 级（毒性，无致畸）的药物，具有非透析性。血卟啉注射液（喜泊分）对孕妇的风险尚不明确，建议慎用。

三、操作流程

（一）术前检查

1. **实验室检查**　血常规、肝功能、肾功能、凝血功能、乙肝五项、抗丙肝病毒抗体、性传播疾病相关检测。因血卟啉被肝脏摄取，自胆汁排泄。当肝功能指标超过正常值 2 倍以上慎用血卟啉注射液。

2. **常规检查**　心电图、超声心动图、肺功能检查。

3. **影像学检查**　胸部 CT 平扫 + 增强 + 气管树三维重建，确定气管支气管病变厚度，是否浸透全层，与周围器官、血管有无贯通，有无邻近淋巴结转移；腹腔盆腔 CT 平扫 + 增强、头颅 MRI 或 CT 增强扫描除外有无远处转移；行骨扫描明确有无骨转移。

4. 气管镜检查 如有条件可行超声支气管镜、窄波光支气管镜或荧光支气管镜检查确认病变部位、数目、范围、厚度及管腔堵塞程度。

（二）知情同意及告知

告知患者及其家属光动力疗法治疗的原理、流程、术中及术后的风险及并发症、注意事项、预后及随访情况，并告知该项治疗的优缺点及其他可选择的治疗方案，取得患者及家属的同意，签署知情同意书。

（三）病房要求

避光病房尽量选用阴面房间，病房的窗帘建议选用遮光性能好的窗帘，室内可使用小功率乳白色灯光照明或使用台灯。

（四）避光护理

患者自开始输注光敏剂就要入住避光房间，并佩戴墨镜，在整个治疗过程中医生均应密切观察患者病情变化。

（五）避光宣教

目前国内被国家药品监督管理局（NMPA）获批用于恶性肿瘤光动力疗法治疗的光敏剂为血卟啉注射液，为第一代光敏药物，属于卟啉类，因成分相对复杂，残留皮肤时间长，需要较长时间避免阳光照射。因而在治疗过程中，对患者进行避光宣教及心理疏导十分重要。

1. 治疗前应告知患者在整个治疗过程中所需的避光时间及程度。

2. **第1周（输注光敏剂当天为第1日）** 患者的皮肤和眼睛对光线十分敏感，此时需严格避光，避免直接暴露在阳光下。需留在避光房间内，室内可使用一个60W以下的黄炽灯泡的台灯，可以观看电视，安全距离至少2m，并戴黑色眼镜。最好不要使用电脑或手机。

3. **第2周** 患者眼睛对明亮的光线仍十分敏感，患者仍需继续佩戴墨镜，皮肤对光线也是敏感的，仍需避免直接暴露于阳光下。但本周光敏药物处于代谢过程中，应逐渐增加室内光线照射的亮度，直至恢复至正常的室内照明状态。本周仍需避免使用手机或电脑，观看电视需保持安全距离。

4. **第3~4周** 患者皮肤对光线还有一定的敏感性，需避免强烈阳光直射和室内强光照明。患者可以在夜晚外出活动。如必须白天去户外，建议其阴天出行，或避开上午10时至下午2时光线最强时段。外出患者需戴上墨镜（<4%透光率），戴手套、宽边帽，穿长袖衬衫、长裤和袜子遮挡裸露于外的皮肤。在此期间建议患者要避免明亮的光线如阅读灯的照射；尽管普通室内光线不是有害的，但天窗直接照射的光线也应该避免。尽量在阴面房间，如至阳面房间需用窗帘遮挡光线或躲避在阴影内。

5. **光敏剂皮试** 第30日行该项试验：做一个有直径2cm的洞的纸袋，将手伸入纸袋内，将直径2cm的洞暴露于阳光下，照射10分钟。观察24小时,照射部位有无出现局部肿胀、皮肤发红、皮疹或水疱。如有上述症状则患者应再继续避光 2 周,再重新进行光敏剂皮试;如 24 小时之内无任何不适发生,患者可逐渐恢复接触阳光。先从弱阳光开始,逐渐增加接触阳光的时间,逐步恢复正常生活。在接触阳光的过程中一旦出现皮疹、水疱、局部水肿等,则需继续避光 2 周。初期建议避开阳光最强时段(上午 10 时至下午 2 时)。

6. 患者至少 3 个月不要进行日光浴或使用太阳灯或日光浴床。如条件许可尽量避免 3 个月内行眼科灯光检查。

(六)操作过程

1. **光敏剂** 喜泊分(血卟啉注射液)目前为国内唯一获批的光敏剂,剂量 2~3mg/kg。

2. **光动力疗法治疗仪** 自 20 世纪 80 年代起我国研发了多种激光器,铜蒸气激光器和金蒸气激光器体积庞大,操作复杂,稳定性差;氩离子激光器和磷酸钛氧钾(KTP)激光器治疗深度浅,不能满足肿瘤治疗需要;染料激光器的转换效率低,氦氖激光器功率小,性能不稳定。目前都处于淘汰状态。而半导体激光器因体积小,效率高,使用方便,性能相对稳定,是目前用于肿瘤光动力疗法治疗的主要设备。所用的治疗设备发射波长需为 630nm ± 3nm,功率 0.1~2W。用于呼吸系统肿瘤光动力疗法治疗的光纤主要有两种:一种是平切光纤,适用于病变范围小于 0.5cm 者,对准病变直接照射;另一种是柱状光纤,较为常用,弥散段长度为 2~6cm,根据病变的长度选择合适弥散段长度的光纤(图 3-1)。

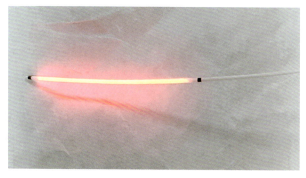

图 3-1 光纤示意图

目前国外还有带球囊导管的光纤,向球囊内注射生理盐水,球囊膨胀撑开,位于球囊中央部位的柱状光纤发出的光,经扩张后的球囊可均匀地照射到病变部位。目前所用照射光纤为损耗品,每次治疗前需先检测光纤弥散段的输出功率。

3. **治疗计划**　通过可弯曲支气管镜评估需治疗的肿瘤长度,确定照射范围,并制订相应的治疗计划。照光时间(s)=能量密度(J/cm²)÷功率密度(W/cm²)。能量密度、功率密度和照光时间为光动力疗法的三大照光参数。功率密度越大、能量密度越大,疗效越好,但不良反应也越重。

4. **操作步骤**

(1)光敏剂皮试:皮肤划痕试验,目前很少采用。皮试:皮试液浓度为0.01g/L,于屈侧腕关节上方三横指处皮肤,抽取皮试液0.1ml,做皮内注射,呈一皮丘,注射区域避强光。15分钟后观察,如局部出现红肿,直径>1cm伴有瘙痒者,为阳性。对可疑阳性者,再做一次,同时在另一前臂用生理盐水做对照试验。

(2)照射时间及次数:静脉注射光敏剂(血卟啉钠),40小时后(肿瘤组织与周围正常组织中药物浓度差最大时)可使用光谱仪进行血药浓度水平检测,也可直接进行光纤照射。一般输注血卟啉96小时后肿瘤组织内药物浓度降至损伤阈值以下。故照射应在输注光敏剂40~96小时内进行。中央气道病变的光动力疗法治疗多采用分次照射,一般照射2次,对于局部病变较厚处也可以增加1次。

(3)照射参数选择:波长为630nm,功率密度100mW/cm²,总能量密度为150~200J/cm²。根据病变长度选择相对应的柱状光纤,照射范围应超过病变段上下各1cm。

(4)麻醉方式的选择:对于表浅肿瘤,无明显管腔狭窄的可在局部麻醉或地西泮镇痛下应用可弯曲支气管镜引导直接进行照射。对于气管及主支气管处较大的肿瘤,堵塞管腔,建议在全身麻醉下进行。

(5)照射方式的选择:对于气管支气管黏膜病变,可将柱状光纤直接置于病变处腔内进行照射;对于气管、主支气管堵塞明显者建议在全身麻醉下经口插入硬质气管镜或气管插管,联合可弯曲支气管镜,采用硬镜铲切、二氧化碳冻取、电圈套器套取及热消融(激光、氩气刀)等技术削瘤,扩宽管腔后再将柱状光纤置于肿瘤残根处进行表面照射;对于叶段支气管肿瘤堵塞管腔者,可以先采用呼吸内镜下介入治疗技术切除部分肿瘤再照射,也可以将柱状光纤直接插入瘤体内进行间质光动力疗法治疗,治疗过程中清理坏死物的同时清除肿瘤,减少术中出血,并可获得更优的疗效。

5. **操作技巧**　在气管镜引导下将柱状光纤送入需要照射的病变区。当肿瘤相对平整时可将光纤放置于肿瘤的一侧,对于瘤体巨大及腔内型的可将光纤插入瘤体内。柱状光纤通常用于中央型气道梗阻患者,一般根据所需治疗肿瘤的长度选择不同治疗长度的光纤。将光纤恰当地分布,光纤需超过病变两端各1cm,既要确保完全覆盖肿瘤组织,又要避免过多照射非肿瘤组织。当病变范围广,需分段照射时,要注意避免肿瘤组织重复照射。因此,在光动力照射前,需要在气管镜下评估肿瘤的长度,选择合适长度的光纤对肿瘤进行照射是尤为重要的。在肺和肿瘤组织中,630nm波长的光线穿透深度为5~10mm,主要取决于功率密度和光纤长度。目前常用的光源为半导体激光器。它所发射的激光是一种非热能的激光,不会引起气道内着火。血卟啉衍生物的光活化作用主要通过总的照射剂量控制。在治疗支气管肿瘤时,每次照射的功率密度为100mW/cm^2,每次照射的能量密度为100~150J/cm^2。调整好光动力疗法治疗仪输出端功率后进行相应的照射。治疗过程中,功率过大,会使得照射期间氧消耗过快,影响疗效。总能量多大,增加不良反应的发生率。坏死物会阻挡光线的穿透,每次照射前一定要先清理坏死物,再进行照射。治疗期间如有呼吸困难表现,考虑与坏死物堵塞管腔有关,随时行气管镜下坏死物清理。光动力疗法治疗1周后仍会有坏死物形成,需要及时行气管镜下病变区域坏死物清理,避免管腔堵塞。

四、疗效评价

疗效评价参照呼吸系统肿瘤光动力治疗效果评价标准(2019版)[5]。

(一)近期疗效(光动力疗法治疗1个月后)

1. **完全缓解**(complete remission,CR) 气管支气管腔内癌变完全消除,黏膜活检病理未见肿瘤细胞。

2. **部分缓解**(partial remission,PR) 气管支气管腔内癌变的长度 × 厚度的值较治疗前缩小≥30%,黏膜活检病理仍有肿瘤细胞。

3. **疾病稳定**(stable disease,SD) 既没缓解,也没进展,黏膜活检仍有肿瘤细胞。

4. **疾病进展**(progression of disease,PD) 癌变范围超过原病灶区,黏膜活检病理仍有肿瘤细胞。

(二)远期疗效

1. **总生存期**(overall survival,OS) 从治疗开始到因任何原因引起死亡的时间。

2. **无进展生存期**(progression free survival,PFS) 从治疗开始到肿瘤进展或死亡的时间。

3. **疾病控制时间**(duration of controlling disease,DCD) 从治疗开始到疾病进展的时间。

治疗前后应定期评估,每次评估均应行胸部CT平扫+增强、支气管镜检查、取活检组织作为客观评价依据。

（三）并发症

1. 常见并发症

（1）皮肤光过敏反应：临床表现主要为皮肤过度晒伤样改变，如充血、红肿、辣痛，少数出现皮疹，多为红斑、丘疹，伴瘙痒或灼痛，重者可能出现脱皮、水疱，后期可能出现色素沉着[6]（图 3-2）。

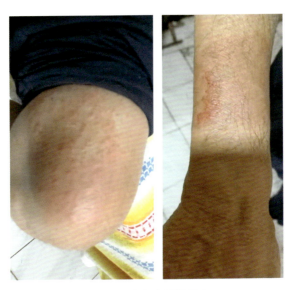

图 3-2　皮肤光过敏反应

对患者进行避光教育是整个治疗的一部分，告知患者使用保护性服装及注意事项是十分重要的。一旦发生，在皮肤最初出现麻刺感或红斑时，应立即躲避阳光，用冷水湿敷发热红肿的部位，此后需避免阳光直射 2 周。对于出现皮疹者，可口服抗过敏药物，局部涂抹含激素类药物的药膏。对于明显肿胀、出现水疱者，为严重的光毒性反应，需静脉使用激素类药物、口服抗过敏药，避免接触阳光。

（2）咳嗽：以刺激性咳嗽为主，常伴有咳痰乏力，少量白色黏痰。进行照射后可以常规给予口服止咳祛痰药物如氨溴索、乙酰半胱氨酸等，对于咳嗽较剧的患者，给予中枢镇咳药物如阿桔片、磷酸可待因片口服，辅以中药止咳化痰药物，如苏黄止咳胶囊、十味龙胆花胶囊等。夜间因咳嗽不能入睡者，可根据病情加用镇静药物。

（3）呼吸困难：主要表现为胸闷、活动后气短。常为照射后坏死物形成堵塞管腔（图 3-3），如坏死物堵塞管腔，导致急性全肺不张时，患者可出现胸痛。常规在光动力疗法治疗后第 1~2 日行支气管镜检查清除气道腔内坏死物。

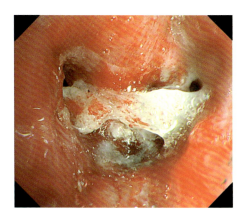

图 3-3　坏死物堵塞管腔

在治疗过程中一旦出现呼吸困难,需要及时行支气管镜下治疗,清理坏死物,维持管腔通畅。如隆突处病变或双侧主支气管处病变,治疗期间建议放置临时性气管支架,维持管腔通畅。

（4）发热:体温多在 37~38℃。可能为肿瘤坏死的吸收热或是肿瘤照射后形成坏死物堵塞管腔导致阻塞性肺炎所致。可行对症解热、抗感染等治疗,及时于支气管镜下清理坏死物。

（5）咯血:以血丝痰为主,可能是在清理坏死物时损伤到正常组织或肿瘤组织,或对于结构较为松散的肿瘤组织照射后组织坏死脱落,肿瘤创面过大,渗血所致。可对症口服或静脉给予止血药物如血凝酶、氨甲环酸、卡络磺钠等,或在照射后行支气管镜下氩气刀烧灼止血。

常见并发症发生率较高,但相对较轻微,患者多能耐受,对症处理后症状很快可以消失。重点关注喘憋、呼吸困难,需及时处理。

2. 严重并发症

（1）急性黏膜水肿:光照后炎性因子释放,引起血管收缩、血细胞滞留凝集、血流停滞造成组织水肿。临床表现为突发呼吸困难、口唇发绀、喉鸣、大汗、不能平卧、血氧饱和度进行性下降、心率增快、血压升高。严重时可出现窒息死亡。多发生于病变位于中央气道Ⅰ区邻近声门处,照射后声门区水肿所致。对于此类患者照射期间连用 3 日激素,如甲泼尼龙 40mg,每日一次静脉注射,必要时行预防性气管插管。术后将气管切开包备于床旁。一旦出现呼吸困难、血氧饱和度进行性下降,立即在支气管镜引导下行气管插管,插管困难时立即行气管切开。

（2）穿孔:气管支气管、食管、胃肠道等空腔脏器的恶性肿瘤进行光动力疗法治疗时,如肿瘤侵及空腔脏器管壁全层时,照射后肿瘤组织坏死形成,随着坏死物的脱落,较易形成穿孔,如气管、支气管纵隔瘘。当病变累及邻近脏器(如食管)则出现食管气管/支气管瘘。常表现为咳嗽、咳痰突然加重,痰中带血量明显增多,伴有进食、饮水呛咳时,需高度怀疑穿孔的可能。尽快行胸部 CT、上消化道造影及气管镜检查明确。一旦明确有食管气管瘘,可考虑放置气管覆膜支架封堵瘘口。在瘘口未封堵成功前禁止经口进食水,需放置肠内营养管或是空肠造瘘,营养支持治疗。

（3）瘢痕狭窄:光动力疗法治疗后肿瘤组织坏死脱落,局部黏膜纤维化形成瘢痕,瘢痕组织收缩导致管腔狭窄(图 3-4)。

临床表现:早期可无症状,后期随着管腔狭窄的加重,逐步出现咳嗽,咳痰费力,活动后气短,症状进行性加重。行支气管镜检查可见光动力疗法治疗后肿瘤消失,局部黏膜形成瘢痕,导致管腔狭窄。因肿瘤组织已消失,此为良性病变,可选用球囊扩张、气管内支架置入等治疗,扩宽管腔,维持管腔通畅。

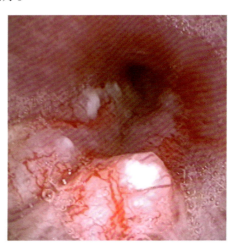

图 3-4　光动力瘢痕狭窄

（4）致死性大咯血:考虑原因为肿瘤侵及邻近大血管,当肿瘤组织经光动力疗法治疗后出现坏死,随着坏死组织脱落,形成支气管动脉瘘,导致致命性大咯血的发生。一旦出现应立即行气管插管,并建立静脉通路、患侧卧位,给予药物止血、气管镜下球囊压迫止血、覆膜支架置入、支气管动脉栓塞止血等治疗,必要时可行外科干预。

（5）肉芽增生:少数患者治疗后肿瘤组织消失,但局部出现小息肉,病理学检查提示炎性组织,未见肿瘤细胞。可能为正常组织损伤后过度增生所致。可通过支气管镜下活检钳钳取、二氧化碳冻取或电圈套器套取清除。

第三节　光动力疗法联合其他技术

一、光动力疗法联合支气管镜下介入治疗技术

（一）二氧化碳冷冻

根据焦耳 - 汤姆孙原理,高压二氧化碳气体通过小孔释放,节流膨胀制冷产生低温,探针顶端温度达 $-80℃$,可有效冻结或杀灭肿瘤。二氧化碳冷

冻可分为冻融和冻切两种。对于腔内疏松组织利用冷冻探头直接粘出,可快速切除肿瘤组织;对于大气道内肿瘤,全身麻醉下联合硬质镜,可很快地疏通气道。德国 Hetazl 报道,60 例气道内肿瘤患者 83% 成功地在可弯曲支气管镜下冻切全部或部分肿瘤,只有 10% 患者出现肿瘤出血,应用氩等离子凝固止血。

（二）高频电刀

高频电刀是一种通过将电能转换为热能从而将病变组织切除或消融的电凝切技术。利用电圈套技术,可迅速将肿瘤切除,快速改善梗阻症状,减少出血等并发症发生。

（三）氩等离子凝固

氩等离子凝固（argon plasma co-agulation, APC）是一种非接触式的高频电凝切技术。APC 探头可以直线方式作用于组织,也可通过侧喷形式发挥作用。APC 用于治疗腔内肿瘤是一种很好的办法,特别是在止血方面,与冻切相结合,能快速消除气道内的肿瘤,并保证术中不会发生严重的出血。

（四）激光

很短时间内可使组织的局部温度高达 200~1 000℃,使蛋白质变性、凝固坏死或气化。Cavaliere 曾应用 Nd∶YAG 激光治疗 1 000 多例患者,其中 649 例为气管支气管内恶性肿瘤（70% 鳞癌,7% 腺癌,5% 小细胞癌,4% 大细胞癌,2% 非支气管源性转移癌）,治疗效果取决于病灶部位,而非病理类型。其中位于主气管、右主支气管和右中间段支气管治疗成功率分别为 97%、94% 和 90%,左主支气管和左上叶支气管分别为 86% 和 58%。

应用上述多种气管镜下介入治疗技术,快速将气管支气管腔内病变清除,再应用光动力照射病变的残端,可取得很好的治疗效果。

二、光动力疗法联合化疗

光动力疗法中有两种常见的可以增强抗肿瘤效应的方法:①使肿瘤细胞对光动力疗法治疗致敏;②干扰幸存肿瘤或基质细胞中光动力效应所引起的细胞保护性分子反应。

任何光动力作用和光动力增敏剂的相互作用都被限制在照明区域。因此,联合作用所增强的毒性作用不是系统性的,这对接受高强度治疗方案的晚期或虚弱的患者特别重要。此外,由于光动力作用依赖唯一的活性氧细胞毒性效应,它能安全联合其他抗肿瘤治疗而不会引起交叉耐药,已经被成功地与化疗和放疗联用。已有文献报道对顺铂耐药性晚期食管癌患者应用 5-氟尿嘧啶（5-Fu）和奈达铂化疗后给予光动力疗法治疗,有利于改善机体免疫功能,提高治疗效果,延长生存时间。

Shafirstein 等[7]报道纳入了 42 例 Ⅲa 期和 Ⅲb 期中央性非小细胞肺癌（主要是支气管和其远端受累）患者,这些患者最初不符合手术条件,但在新辅助治疗后可能被认为有手术的可能性。他们被随机分为两组,一组接受新辅助化疗和支气管内光动力疗法治疗,另一组接受单独化疗,然后进行手术切除。化疗前分别用光敏剂他拉泊芬钠和 662nm 激光进行光动力疗法治疗。新辅助治疗后,光动力疗法治疗组 19 例（90%）部分缓解,而非光动力疗法治疗组 16 例（76%）部分缓解（P=0.460）。无光动力疗法治疗组 3 例（19%）术后肿瘤无法切除。光动力疗法治疗组有 14 例肺切除和 5 例肺叶切除,而非光动力疗法治疗组有 10 例肺切除和 3 例肺叶切除。光动力疗法治疗组与无光动力疗法治疗组相比,切除完全度明显增高。新辅助光动力疗法联合化疗是有效、安全的,可降期、达到外科手术切除的标准。

所以,对于晚期或 Karnofsky 评分较低的肺癌患者而言,在传统治疗方法疗效不佳或者实施困难的情况下,可试用光动力疗法联合化疗或放疗。

三、光动力疗法联合放疗

放疗与卟啉类光敏剂光动力疗法联用后既表现加强作用,又表现协同作用。国内专家采用体外放疗加支气管腔内光动力疗法联合治疗肺鳞癌,检测放疗结束 1 个月后肺内肿瘤完全消失的比例,放疗联合光动力效果明显优于单纯放疗。同样 Imamura 等[8]将体外胸部放疗与光动力疗法结合用于治疗影像隐匿性肺癌也得到比较好的结果,提示可代替手术作为治疗影像隐匿性肺癌的新方法。Freitag 等[9]报道应用 32 例不能手术的支气管肺癌或是手术后复发的支气管肺癌,病变局限于腔内,无淋巴结及远处转移。先用光敏素（2mg/kg）静脉滴注,48 小时后给予 630nm 柱状光纤至病变组织内进行照射,能量为 $200J/cm^2$,第二日清理坏死物后再行照射,能量为 $100J/cm^2$。6 周后复查气管镜,钳取病变部位,如有肿瘤细胞,行 ^{192}Ir 高剂量近距离放疗,每周分 5 次,4Gy,每隔一周进行一次,最终总剂量为 20Gy。24 例患者（75%）光动力疗法治疗后达到完全缓解,联合治疗完全缓解率 97%,仅有一例联合治疗后仍有肿瘤细胞残存,平均生存期 >24 个月。无严重并发症发生。光动力疗法联合放疗是安全有效的。

四、光动力疗法联合分子靶向药物

肺癌患者如果检测到表皮生长因子受体（EGFR,也称 ErbB1 或 HER1）突变,适合使用表皮生长因子受体 - 酪氨酸激酶抑制剂（EGFR-TKI）类靶向药治疗。EGFR 的异常激活,是驱动肺癌生长增殖的重要致癌分子机制,抑制 EGFR 是控制肺癌的重要策略。EGFR-TKI 是可以靶向抑制 EGFR 的药物总称。EGFR抑制剂能够增加光动力疗法的细胞毒性反应。体外实验表明,厄洛替尼联合光动力疗法能够增强光动力疗法治疗的疗效,可能能够显著改善患者的预后。

五、光动力疗法联合免疫治疗

光动力免疫疗法(photodynamic immunotherapy,PDIT)逐渐引起人们的关注。PDIT是将光动力疗法和免疫疗法联合应用于疾病治疗,使两种疗法协同发挥疗效的治疗方法。如将光敏剂与特定癌细胞的单克隆抗体交联,以单克隆抗体为载体,可显著提高癌细胞内光敏剂的浓度,加强光动力疗法的疗效。分枝杆菌细胞壁提取物(mycobacterium cell-wall extract,MCWE)是一种非特异性免疫激活剂,Korbelik等[10]将光动力疗法与MCWE联合应用于肿瘤的治疗,可显著增加免疫效应细胞的活性。二甲基磺醌醋酸(DMXAA)是一种抑制血管生成的细胞因子,可诱导肿瘤坏死因子(TNF)-α产生。Bellnier等[11]联合应用低剂量的DMXAA和低剂量光动力疗法治疗后发现,肿瘤的复发率和正常组织的损伤程度均显著降低。还有研究将光动力疗法与补体激活剂联合应用,如肿瘤局部应用酵母多糖或全身应用链激酶,也可增强光动力疗法的效果,降低肿瘤的复发率。在体外实验中,将小鼠模型肿瘤内注射光敏剂后给予激光照射,同时给予抗细胞毒性T淋巴细胞相关蛋白4(CTLA-4)药物使用,长期存活率可达84%。但目前这些研究均在实验室阶段,尚无大规模临床应用证据[12]。

第四节 典型病例分析

肺癌伴支气管狭窄

(一)病例情况介绍

患者,男性,76岁。3年前因咳嗽、咯血在当地医院行胸部CT示右肺下叶占位,支气管镜下活检病理为中分化鳞癌。在外院行右肺下叶切除+淋巴结清扫术。术后行辅助化疗:吉西他滨+卡铂,2周期。后因不良反应不能耐受,未再继续化疗。定期(每3个月)复查未见复发。术后1年时因故未能按时复查。术后2年出现咳嗽,干咳为主,偶咳血丝痰,多于晨起时出现,暗红色,量少。共2次,在当地医院行胸部CT平扫未见异常。术后第三年年初患者上述症状加重,偶咳鲜血痰,每周2~3口,1~2ml。无胸闷、气短,无发热,无胸痛,无乏力、食欲缺乏,无消瘦,外院行胸部CT增强提示右下叶残端局部增厚,建议行支气管镜检查,但因自身原因未能完成检查。3个月后患者出现活动后气短,咳嗽,咳痰费力,乏力。外院行胸部 CT 示右下叶残端新生物,右侧支气管狭窄。支气管镜检查示右下叶支气管残端肿物,活检病理为鳞癌。随后行一线化疗,方案为紫杉醇 + 卡铂,2 周期。化疗期间患者自觉乏力明显,咳嗽、气短较前加重。再一个月后(本次就医前几日)外院行胸部 CT 示右侧支气管肿物伴管腔狭窄、右肺中下叶不张(图 3-5)。为进一步治疗收治入院。

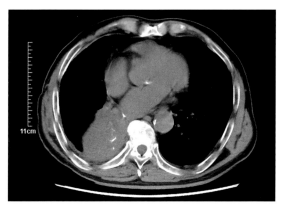

图 3-5　肺部 CT 影像

（二）诊疗过程

查体:Karnofsky 评分 70 分,气促评分 3 级。神志清楚,精神稍萎靡,呼吸略促,全身浅表淋巴结未触及肿大。咽无出血,双侧扁桃体不大,左肺呼吸音清,右肺呼吸音低,可闻及少许痰鸣音。心率 78 次 /min,律齐,各瓣膜听诊区未闻及病理性杂音。腹软,无压痛、反跳痛、肌紧张,肝脾未及,移动性浊音阴性,双下肢不肿。

入院诊断:①肺癌(原发性右肺下叶中央型肺癌术后,鳞癌,TNM);②右肺下叶切除 + 淋巴结清扫术后;③辅助化疗(GC)2 周期;④右下叶残端复发;⑤右中间段支气管侵犯伴狭窄;⑥右肺中叶不张;⑦一线化疗(TC)2 周期疾病进展。

住院治疗经过:入院后完善相关检查,无支气管镜下治疗禁忌证,入院后行支气管镜下治疗,术中全身麻醉下经口插入硬质气管镜,经硬镜进软镜,术中可见右中间段支气管腔内可见新生物,将管腔完全堵塞,向上生长堵塞部分右主支气管(图 3-6)。

应用电圈套器套扎、二氧化碳冻取、氩气刀烧灼等治疗,治疗后右中间段支气管管腔较前明显增宽,可见肿瘤根部位于右下叶支气管残端,累及右中叶(图 3-7)。

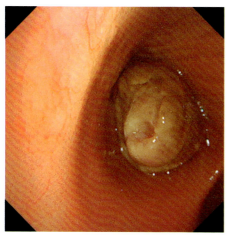
图 3-6　支气管堵塞

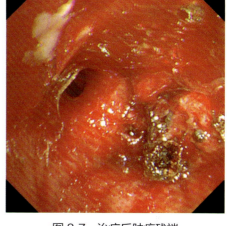
图 3-7　治疗后肿瘤残端

于病变处多点黏膜下注射重组人血管内皮抑制素注射液（恩度）15mg+顺铂 10mg。一周后再行支气管镜，镜下清理坏死物后于右下叶残端、右中叶开口及右中间段支气管病变处多点黏膜下注射重组人血管内皮抑制素注射液 15mg+ 顺铂 10mg。治疗后复查胸部 CT 示右中间段支气管腔内软组织影消失，右中叶复张，右下叶手术残端（图 3-8 ）。

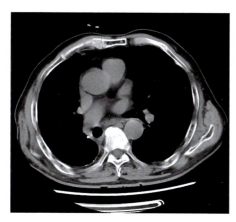
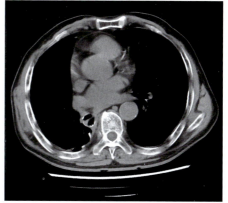
图 3-8　复查肺部 CT 影像

咳嗽、咳痰、气短症状明显减轻遂出院。出院后病情稳定，1 个月后返院复查，建议行光动力疗法治疗，患者及家属均同意，签署知情同意书。血卟啉注射液（喜泊分）皮试阴性后，入住避光房间，输注血卟啉注射液 2mg/kg。过程顺利，无不良反应发生。分别于 2 日后行全身麻醉下支气管镜引导下光动力疗法治疗,术中将 3cm 治疗光纤置于右中间段支气管、右下叶残端处、右中叶开口,给予波长 630nm,功率密度 100mW/cm^2,能量密度为 100~120J/cm^2(图 3-9)。

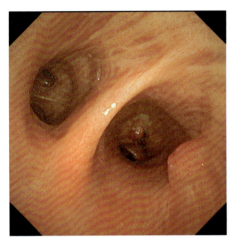
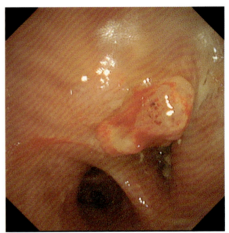
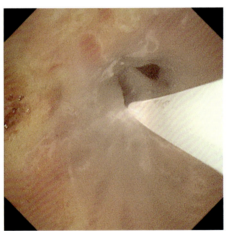

图 3-9　光动力疗法治疗影像

　　每次照射前先清理坏死物再行照射。术后复查支气管镜可见右下叶残端处有少许肿瘤残存,再予 3cm 治疗光纤置于右下叶残端处,给予波长 630nm,功率密度 100mW/cm^2,能量密度为 50J/cm^2。治疗 1 周后再次行支气管镜,镜下清理坏死物后,患者无不适主诉,遂出院。返回家中继续避光。

(三) 术后随访

　　1 个月后行光敏剂皮试阴性,逐步恢复接触阳光,无皮疹、水疱等发生,但出现颜面皮肤黑变。复查支气管镜可见右下叶残端黏膜光滑，右中叶支气管管腔通畅，黏膜光滑（图 3-10）。活检钳钳取黏膜组织送病理未见肿瘤细胞。

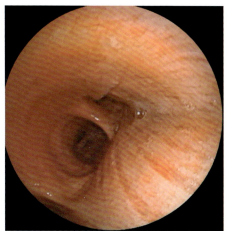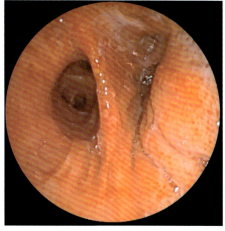

图 3-10　术后复查黏膜恢复情况

（邹　珩　王洪武）

参 考 文 献

［1］DIDKOWSKA J, WOJCIECHOWSKA U, MAŃCZUK M, et al. Lung cancer epidemiology: contemporary and future challenges worldwide. Ann Transl Med, 2016, 4（8）: 150.

［2］王洪武, 邹珩, 周云芝, 等. 光动力治疗恶性肿瘤临床研究. 医学研究杂志, 2007, 36（7）: 35-38.

［3］王洪武, 邹珩, 金发光. 呼吸道肿瘤光动力治疗临床应用中国专家共识. 中华肺部疾病杂志（电子版）, 2020, 13（1）: 6-12.

［4］KATO H, USUDA J, OKUNAKA T, et al. Basic and clinical research on photodynamic therapy at Tokyo Medical University Hospital. Lasers Surg Med, 2006, 389（5）: 371-375.

［5］中国抗癌协会肿瘤光动力治疗专业委员会. 呼吸道肿瘤光动力治疗临床应用中国专家共识. 中华肺部疾病杂志（电子版）, 2019, 12（4）: 409-415.

［6］黄真, 黄卓正, 刘建仑. 肿瘤光动力学疗法的并发症及其防治. 中国激光医学杂志, 2007, 16（6）: 386-389.

［7］SHAFIRSTEIN G, BATTOO A, HARRIS K, et al. Photodynamic therapy of non-small cell lung cancer. narrative review and future directions. Ann Am Thorac Soc, 2016, 13（2）: 265-275.

［8］IMAMURA S, KUSUNOKI Y, TAKIFUJI N, et al. Photodynamic therapy and/or external beam radiation therapy for roentgenologically occult lung cancer. Cancer, 1994, 73（6）: 1608-1614.

［9］FREITAG L, ERNST A, THOMAS M, et al. Sequential photodynamic therapy（PDT）and high dose brachytherapy for endobronchial tumour control in patients with limited bronchogenic carcinoma. Thorax, 2004, 59（9）: 790-793.

［10］KORBELIK M, SUN J, CECIC I. Photodynamic therapy-induced cell surface expression and release of heat shock proteins: relevance for tumor response. Cancer Res, 2005, 65（3）: 1018-1026.

［11］BELLNIER D A, GOLLNICK S O, CAMACHO S H, et al. Treatment with the tumor necrosis factor-alpha-inducing drug 5, 6-dimethylxanthenone-4-acetic acid enhances the antitumor activity of the photodynamic therapy of RIF-1 mouse tumors. Cancer Res, 2003, 63（22）: 7584-7590.

［12］ZHANG W, SHEN J, SU H, et al. Co-delivery of cisplatin prodrug and chlorin e6 by mesoporous silica nanoparticles for chemo-photodynamic combination Therapy to Combat Drug Resistance. ACS Appl Mater Interfaces, 2016, 8（21）: 13332-13340.

第四章

光动力疗法治疗消化系统肿瘤

第一节 概　述

"万物生长靠太阳",光是地球一切生命存在和繁衍的基础。除此之外,光还可以治病,特别是一种特殊的人造光——激光的出现,给临床医生提供了崭新的医学武器,帮助我们攻坚克难,战胜疾病。光动力疗法是一种光激发的化学疗法,光敏剂吸收光子的能量跃迁到激发态,受激发的光敏剂将能量传递给氧,产生一些活性氧,通过氧化作用来攻击消化系统肿瘤的细胞结构。这种损伤可能是细胞膜或蛋白的氧化损伤,当氧化损伤的积累超过了一定的阈值时,细胞便开始死亡。光敏剂、激光和氧一起构成光动力疗法三要素[1]。

如果把光敏剂比作火药,激光光源比作火种,氧气是助燃剂。火药未点燃时与泥土无异,不具备破坏性,一旦被火种引爆,威力巨大。光敏剂进入体内后,经过一段时间分布,会在消化系统肿瘤组织内选择性富集,在正常组织中被逐渐清除,择机进行光照激活具有明显的肿瘤靶向性,就如同把炸药包放到敌人碉堡内部引爆,所以有人把光动力疗法称为"光化导弹"。

光动力疗法治疗消化系统肿瘤的主要杀伤机制包括直接杀伤、封闭血管、高选择性、免疫杀伤。其中免疫杀伤是目前最新的研究方向,以程序性死亡受体 1(PD-1)抑制剂为代表的免疫治疗在抗肿瘤治疗中取得了极大的成功,近期也有学者开展了光动力疗法联合 PD-1 抑制剂治疗梗阻性食管癌的研究,初步取得了效果。

第二节　光动力疗法机制

光动力疗法是一种光激发的微创治疗,而光在组织中有效穿透深度有限,在有关光动力疗法传统的认识中,杀伤范围有限被认为是主要缺点之一,但许多临床医生更愿意把这一缺点看成光动力疗法最大的优点[2]。

如果应用 630nm 激光作为治疗光源,其最大有效穿透深度在 5mm 左右,对于大多数实体瘤来说都是不够用的。然而,如果放到腔道肿瘤治疗中情况却有所不同,人体内有各种不同腔道,包括食管、胃、气管、胆管等,这些腔道的管壁较薄,清除肿瘤的同时,必须保证管腔结构的完整,否则就会出现穿孔、瘘等严重并发症。

由于光敏剂在肿瘤组织中高富集,治疗时对准病灶集中照光,使得光动力疗法具有很好的靶向性,穿透深度相对表浅保证了管壁结构的完整。针对不同病灶特点的患者,灵活调整治疗参数,控制杀伤范围,杀伤肿瘤的同时,保护正常组织器官的功能。对于某些腔道肿瘤,很多微创治疗都难以准确控制杀伤范围,过深的杀伤会导致穿孔和瘘的发生,所以光动力疗法具有其他疗法无法比拟的突出优势。

此外,光动力疗法安全性高,卟啉类光敏剂来源于动物血液,生物相容性好,没有明显系统毒性,可以连续实施多次治疗,即便有新发病灶,仍然可以通过再次实施光动力疗法治疗予以清除。由于光动力疗法作用机制属于光化学损伤,作用范围内的癌细胞几乎全部被杀死,多次治疗也不会产生耐药性。

简单来说,光动力疗法具有肿瘤靶向性强、杀伤性好、没有耐药性、早期疗效好、不良反应小等突出优点,最大的优势就是可以选择性杀伤肿瘤,最大程度保护正常组织[3]。

第三节　光动力疗法治疗流程

一、适应证

光动力疗法对消化系统癌前病变、高级别上皮内瘤变和早期癌有根治效果;对中晚期消化系统肿瘤能有效地解除梗阻,提高生活质量、延长生存时间。目前,国内外主要指南和专家共识推荐的消化系统适应证包括但不限于下述情形[4]:

1. 巴雷特食管、食管黏膜局部高度异型增生等食管癌前病变。
2. 肿瘤局限于黏膜或黏膜下层,临床检查无转移征象的早期食管癌。
3. 拒绝或无法耐受外科手术切除或放射治疗的进展期食管癌。
4. 不能外科手术切除的晚期梗阻性食管癌。
5. 食管癌外科切除术后或放化疗后复发的病灶。
6. 肿瘤局限于黏膜或黏膜下层,临床检查无转移征象的早期胃癌。
7. 拒绝或无法耐受外科手术切除的恶性幽门梗阻。

8. 单独或联合其他疗法治疗梗阻性肝外胆管癌。

9. 单独或联合其他疗法治疗壶腹周围癌。

二、禁忌证

1. 对光敏剂过敏。

2. 无法纠正的凝血功能障碍。

3. 心、脑、肺、肝、肾等重要脏器功能不全,不能耐受光动力疗法治疗。

4. 严重感染性疾病。

5. 严重恶病质,光动力疗法治疗后局部损伤难以修复或生存期不足3个月。

6. 已经存在或易发穿孔、瘘的患者。

7. 病灶紧贴或估计已侵犯大血管。

8. 有精神疾患等无法配合完成治疗的情况。

三、光动力疗法治疗室的要求与布局

（一）要求

1. 须配备心电监护仪、除颤器、呼吸气囊、吸痰器、吸氧装置等抢救设备。

2. 须配备常用的升压药、降压药、抗心律失常药、抗过敏药、止血药等抢救药物。

3. 须定期消毒。

4. 按照药物使用说明书进行避光。

（二）布局

基本同常规内镜室,光动力疗法治疗仪放置在操作医师的右侧,以方便操作;室内宜安装多个显示屏以利于手术团队配合完成手术。

四、光动力疗法治疗前检查与准备

（一）辅助检查

1. **实验室检查**　术前检查乙肝病毒抗原、抗丙肝病毒抗体、抗人免疫缺陷病毒抗体、梅毒抗体,血、尿、便常规,血型,肝、肾功能,电解质,出、凝血功能等。

2. **其他检查**　2周以内的胸部增强 CT、心电图、超声心动图及肺功能检查,肝、胆、胰、脾超声。尤其要进行造影和 / 或内镜检查,以明确病灶的位置、形状、长度、梗阻程度、是否合并食管气管瘘、内镜能否通过狭窄部位等,以便制订光动力疗法治疗计划。

（二）设备调试

光动力疗法治疗前要先调试治疗设备,包括激光光动力疗法治疗仪和治疗光纤,确保光纤末端输出功率达标。

（三）光敏剂滴注

光敏剂的使用按药品说明书进行。国内肿瘤光动力疗法治疗使用的光敏剂主要是血卟啉类光敏剂。用药前常规作皮试,皮试阴性者,予以静脉滴注光敏剂。此时,光敏剂虽然进入体内,但不会有任何抗肿瘤活性,需要光照激活才能产生光动力效应,杀伤肿瘤。一般在应用光敏剂 4~48 小时后才实施光照治疗。这一段间隔时间很重要,目的主要是为了让光敏剂在肿瘤组织中选择性聚集,在正常组织中被消除,这是最有效杀伤肿瘤组织、最大程度保护正常组织功能的药理学基础。

（四）患者准备

术前需禁食禁水,时间不少于 6 小时。治疗前 30 分钟,注射镇静镇痛药,如吗啡、地西泮、苯巴比妥、曲马多等,以减少患者的紧张情绪和治疗中的疼痛;注射阿托品或东莨菪碱等以减少气道分泌物及消化道痉挛。术前建立静脉通道,术中心电监护仪监测患者心率、呼吸、血压和血氧饱和度。如需麻醉,请参照相关要求施行。

五、操作流程

1. **治疗前观察**　将内镜送到食管病灶所在部位进行详细观察,结合治疗前检查所得到的病灶大小、形状、长度等信息,确认照光方案（光纤位置、光纤长度、激光照射剂量等）。

2. **光纤置入**　经内镜活检管道将柱状光纤送达计划治疗的肿瘤部位,照射范围超出治疗病灶上下端各 1cm;分段照射时,相邻两段之间要重叠0.5~1cm。对管腔梗阻严重狭窄,光纤难以插入的患者,可先用内镜下扩张或消融后将光纤送达治疗部位。

3. **激光照射**　肿瘤组织光照射剂量与治疗光纤弥散端长度及照射功率相关。功率密度和能量密度应据病灶具体情况而定。

六、有关光动力疗法治疗消化系统肿瘤的探讨

对于特定患者,对于光敏剂剂量和光剂量的准确把握及调整是实现优质治疗的必由之路。

（一）治疗参数的选择

治疗参数的合理选择是光动力疗法的核心精髓,合理准确的治疗参数是保证光动力疗法安全有效实施的前提。

630nm 半导体激光是血卟啉类光敏剂介导光动力疗法的主流光源,不同疾病、不同患者采用的治疗参数会有明显不同。光剂量和光敏剂剂量的组合形成光动力个体化治疗的主要内容。光敏剂剂量要和光剂量相匹配,功率密度决定光动力疗法的治疗深度,能量密度决定光动力杀伤效果。经验丰富的医师会认真分析,反复权衡。照光时要确保光斑范围适当超出病灶边界,确保病灶被充分覆盖、杀伤。

光动力疗法的特点就是通过调整光敏剂剂量、照光时机、光功率密度、光能量密度来决定治疗的有效深度和范围,确保最大程度杀灭肿瘤病灶,而正常组织的功能得到充分的保留。

然而,在临床实际工作中,不同患者的病情千差万别,即便同一病灶内部不同位置也大有不同,要准确制订适合的治疗参数并不容易。根据血卟啉类光敏剂药代动力学特点,给予血卟啉光敏剂后 24~72 小时,是适合的照光治疗窗口。临床中一般会在给药后照光两次,这样不仅在第一次光动力疗法治疗中充分利用了药物在肿瘤组织内的浓度高峰,对病灶梗阻严重部位达到有效的杀伤效应,而且也在第二次光动力疗法治疗中,最大程度地利用了光敏剂在肿瘤组织内的选择性分布,对边缘病灶、隐性病灶进行选择性杀伤,使最大杀伤效应和高度选择性得到有机结合,不但提高了疗效,还确保了治疗的安全性。

一般来说,对于较小的癌前病变、高级别上皮内瘤变和早期癌,其病变仅局限于黏膜层或黏膜下层,选择给药后 48 小时照光,肿瘤照射剂量要适当降低,功率密度不宜超过 100mW/cm^2,能量密度不宜超过 120J/cm^2,根据病灶反应决定是否在 72 小时的时间节点再追加一次照光治疗;对于进展期食管癌,选择给药后 24 小时给予第一次照光,功率密度在 $150\sim300\text{mW/cm}^2$ 之间,能量密度不宜超过 300J/cm^2,48 小时第二次照光的光参数根据第一次照光后病灶局部反应而调整确定。

(二)照光注意事项

光动力疗法治疗中务必注意光纤和病灶的相对位置一定要固定,确保病灶的有效照光。患者的各种主动和被动活动,例如恶心、呕吐、深呼吸、呃逆等,还有操作医师内镜和光纤不自觉地移位,都会使照光部位发生偏移,不能准确地与病灶匹配,从而导致遗漏病灶或者受照不均匀造成疗效欠佳。某些位置的过度照光甚至会引发穿孔、瘘等严重不良反应。

一些早期的内镜型号和国产内镜可以在照光过程中很好地观察到病灶和光纤的相对位置,确保位置不发生偏移;新型的进口内镜系统成像更为精细,但同时对高亮度激光的容忍度不足,视野呈现过度曝光状态,苍白一片,无法准确观察光纤和病灶的实时位置。这种情况下,一定要注意把稳内镜,固定内镜刻度的位置,确保光纤不发生移位,还应该每 3~5 分钟暂停照光,确认病灶和光纤位置相匹配,再继续照光治疗。

照光过程中,短暂中断照光,观察病灶局部情况还有助于促进癌组织再氧合,充分补氧可以增加杀伤效果,而有经验的医师通过此时对病灶局部反应的观察,对杀伤效应有了初步判定,可以对总体治疗参数进行调整和优化,进一步提高治疗的有效性和安全性。

(三)围光动力疗法治疗期管理

患者自静脉滴注光敏剂开始之时就应严密按要求避光,不按要求避光轻则会导致皮肤光过敏损伤,重则会导致眼底视网膜血管损害(表 4-1)。

表 4-1 光动力疗法治疗避光注意事项

光敏剂应用时间	患者避光具体要求
第 1 日(0~24h)	应在暗室中度过,拉上窗帘,严格避免阳光直接照射
第 2~14 日	可以逐渐恢复正常室内光线,但应避免透过窗户的阳光或室内灯光的直射。可以看电视,黄昏后也可以外出散步。白天如果必须外出,应注意遮盖所有皮肤暴露的地方,并佩戴墨镜。应穿着深色、厚实衣物,禁止穿着不能遮挡阳光的轻薄衣物。若不慎避光不严,皮肤会有烧灼或刺痛的感觉,应立即严密避光。眼睛对光线格外敏感,避光不严会感觉眼部疼痛和头痛,如果有这些问题,应佩戴墨镜
第 15~28 日	可以逐渐开始户外活动,但应在阴天外出或待在阴凉处,并继续穿着深色、厚实衣物。第 15 日起每日可以在室外活动 10~15min,若在 24h 内无皮肤光敏反应,此后可以逐渐增加白天户外活动时间,但仍应避免强光直射
第 28 日以后	可以逐渐恢复正常生活状态,但之前必须通过认真测试无皮肤光敏反应发生。可以将手背硬币面积大小皮肤暴露在阳光下直射 5min,若 24h 有皮肤光敏反应发生,继续避光 24h,然后重复测试如果测试没有皮肤光敏反应,可以每日逐渐增加暴露在阳光下的时间,第一次在阳光下应不超过 15min,以后每日加 15min,即第二日 30min,第三日 45min,依此类推,如果皮肤发生光敏反应应调整为前一天的户外活动时间 在此期间,严禁使用强光对眼睛进行检测。用药后 3 个月内应避免紫外线治疗,禁止日光浴

注:适用于血卟啉注射液(喜泊分),医护人员应认真告知患者按要求进行避光,防止光敏反应发生。

光动力疗法治疗后除继续按要求严格避光外,24小时内注意观察生命体征,警惕急性并发症的发生。一般禁食24~72小时,根据患者进食情况酌情给予静脉营养支持治疗,确保充足的能量供应。光动力疗法治疗后3日到2周之间逐渐从流食过渡到半流食。对于一些病灶长度超过5cm的食管癌患者,病灶表面愈合会明显延后,过早进食粗糙食物会导致病灶反复擦伤,导致愈合延迟和后续的食管狭窄的发生可能性增加。

七、常见并发症及其防治

与其他抗肿瘤治疗和微创治疗相比,光动力疗法安全性较好,出现严重不良事件的概率较小,但一些不良反应还是应该引起足够重视,提前预防或处置使得治疗更加顺利,也会进一步提升疗效。

1. **光过敏** 皮肤光过敏时会出现不同程度的红肿和瘙痒。眼睛光过敏时有双目胀痛、角膜充血,严重时视物模糊等。一般轻症患者按要求避光即可,必要时给予氯苯那敏、葡萄糖酸钙和糖皮质激素等处理。

2. **胸骨后疼痛** 光动力疗法治疗后光照射部分的正常食管组织充血水肿或肿瘤组织脱落后深部新鲜组织在反流胃酸的刺激下都可出现胸骨后疼痛,术后1周内疼痛最为明显。可根据患者的疼痛程度给予镇痛药物,禁食或半流饮食,可给抑酸药抑制胃酸及胃动力药减少消化液反流对食管壁的刺激作用。

3. **发热** 常为中、低热,与肿瘤组织坏死引起全身炎症反应有关。38℃以下无须特殊处理,38℃以上可给予退热药。如发热较高或持续数日不退,应考虑合并感染,必要时使用抗生素。

4. **心律失常、心力衰竭及心包积液** 食管中下段与心脏相邻,正常食管壁较薄,透光性好。若患者年老、有冠心病、高血压心脏病等,如光动力疗法治疗时光照时间过长,激光可波及心包及心脏,严重时可能导致心律失常、心力衰竭及心包积液等。可根据情况给予吸氧、肾上腺皮质激素、抗心律失常药及心肌营养药等处理。

5. **食管气管瘘或食管纵隔瘘** 这是食管癌最严重的并发症,主要由于病灶侵犯食管全层所致,光动力疗法在清除病灶的同时,可能破坏管腔结构的完整性。处理方法:禁食,放置十二指肠管行肠内营养,使用抑酸药及胃动力药,根据情况置入食管带膜支架等。

6. **食管瘢痕狭窄** 对肿瘤控制良好的瘢痕狭窄可行食管扩张治疗或放置食管支架治疗。一般来说,经多次扩张后,可以恢复。

八、疗效评价及随访

1. 参照实体瘤疗效评价（mRECIST）标准，结合食管造影、内镜、超声内镜、病理活检及吞咽指数等综合判断。

2. **早期食管癌** 治疗前可通过内镜观察病灶大小，通过超声内镜了解肿瘤浸润深度。治疗后如内镜检查病灶消失，病理活检阴性即为完全缓解（CR）；治疗后如病灶增大，浸润深度加深即为疾病进展；疾病稳定（SD）及部分缓解（PR）依此类推。

3. **进展期食管癌** 治疗前，内镜可通过食管狭窄段者可通过内镜测量病灶长度，通过超声内镜测量病灶深度；治疗后，以相同方法观察治疗效果，参照 mRECIST 标准进行疗效评价。

4. **梗阻性食管癌** 若治疗前后内镜均不能通过食管狭窄段，可通过食管造影测量食管狭窄段的长度和最窄管腔的直径作为评价指标，治疗后狭窄段长度或最狭窄直径增加≥30% 为 PR；缩小 >20% 为 PD；两者之间为 SD。治疗后，除通过食管造影及内镜评价疗效外，吞咽指数也应作为评价的指标。如果吞咽指数降低 1 度则为 PR，增加 1 度则为 PD，否则为 SD。吞咽指数标准如下：

0 度：无任何进食哽噎感。

Ⅰ度：进食有异物感或摩擦感，进食基本正常。

Ⅱ度：进食有停滞或哽噎感，只能进半流食。

Ⅲ度：明显进食梗阻，可勉强进流食。

Ⅳ度：完全梗阻，不能进食。

第四节 典型病例分析

（一）病例情况介绍

患者，男性，54 岁。因吞咽困难入住当地医院诊疗。CT 示右侧锁骨淋巴结及两侧腋窝多发转移性淋巴结。胃十二指肠镜示距中切牙 24cm 处有一不规则肿物，经病理证实为食管中上段鳞状细胞癌（图 4-1）。临床诊断为 $T_3N_2M_1$ 期（依据美国癌症联合临床委员会分期体系）。Karnofsky 评分 80 分，分化中等，间质组织浸润，不适合手术。因此，患者分别在放疗前接受了两个周期的新辅助化疗。化疗方案为多西他赛（120mg/m²，静脉注射，d1）联合奈达铂（40mg/m²，静脉注射，d1），第二周期因过敏反应改为多西他赛（120mg/m²，静脉注射，d1）联合顺铂（30mg/m²，静脉注射，d1~3）。在化疗期间，因患者出现复发性和间歇性发热的迹象，所以中断了后续治疗。但吞咽困难的症状仍然存在并逐渐恶化,导致患者进食困难,严重影响其生活质量。因此转诊至本院。门诊以"食管肿瘤"收住入院,病程中,患者神志清楚,精神尚可,饮食差,睡眠尚可,大小便无异常。

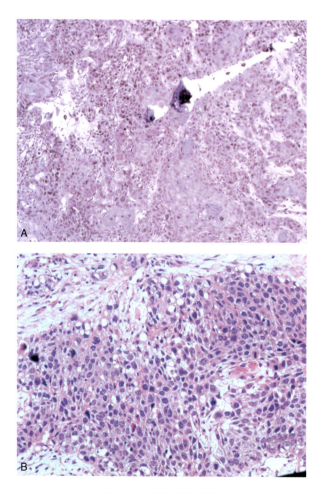

图 4-1　患者术前病理

（二）诊疗过程

体格检查:未见阳性体征,右侧锁骨可触及淋巴结肿大,体型消瘦。

辅助检查:

入院化验:红细胞计数 1.20×10^{12}/L,血红蛋白 93g/L,血细胞比容 0.115L/L,C 反应蛋白 26.66mg/L。肿瘤标志物甲胎蛋白、癌胚抗原、糖类抗原 19-9 检测结果均未见明显异常。

影像学检查：CT 显示 T_{4-7} 椎体水平食管壁增厚，癌灶处最大厚度为 12.9mm（图 4-2）。为更详细评估梗阻严重程度，遂行上消化道钡餐检查，提示食管狭窄长度约 6cm（图 4-3）。内镜显示距中切齿 24cm 处食管腔内有突出的菜花样肿物，由于病变处狭窄导致内镜无法继续下行（图 4-4）。

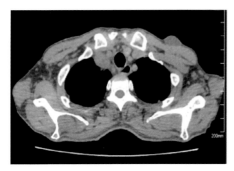
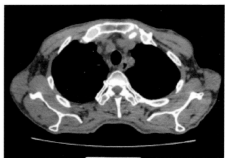
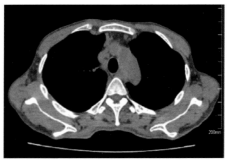

图 4-2　术前 CT 扫描

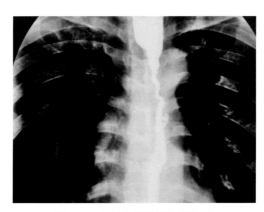

图 4-3　术前上消化道钡餐扫描

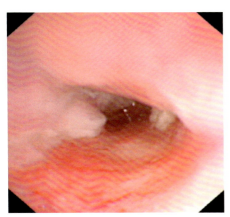
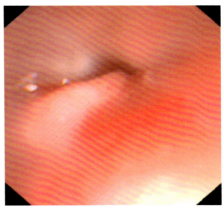

图 4-4　术前内镜图像

临床诊断:①食管癌[$T_3N_2M_1$ 期,吞咽困难评分为 4 分(无吞咽困难 1 分,完全梗阻 5 分)];②贫血。

初步治疗:由于大部分肿瘤从管腔外压迫食管,因此决定先行植入金属支架以解除梗阻。术中患者取左侧卧位,在导丝牵引下于严重狭窄处放置金属支架(23mm×90mm)(图 4-5),术中未发生不良反应。植入支架 1 周后,患者可以开始半流质饮食,吞咽质量明显改善,2 周后可以吃固体食物。为了减轻肿瘤负荷,彻底实现根治,本院连续 4 日对患者进行了光动力疗法治疗(图 4-6)。将病变部位置于视野中心,使光纤尽可能接近或直接接触病变的位置。采用长 2.5 cm、直径 480μm 的圆柱形光纤(SMA905 接口光纤系统),在 630 nm 的连续波长下治疗肿瘤病变。为了充分照射肿瘤深部组织,进一步刺激免疫系统,整个光动力疗法治疗过程分为两段照射。远端用柱状

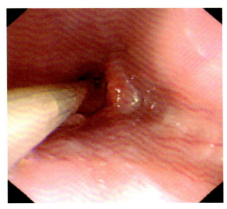
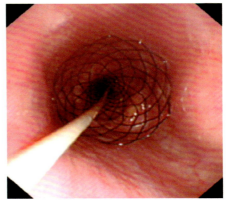

图 4-5　食管支架植入术

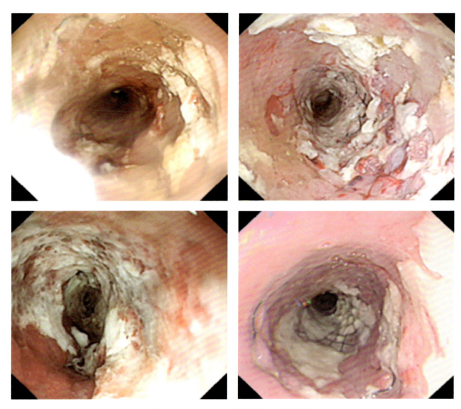

图 4-6　光动力疗法治疗食管癌

纤维照射。纤维扩散器的能量密度是 180J/cm²，输出功率密度 200mW/cm²，总辐照时间 5~15 分钟。近端用球形光纤辐照，辐照功率 1 100MW，总能量 390J，照射时间 5 分钟。患者接受的 4 次光动力疗法治疗每次照射的条件均与上述相同，且每次照射前切除坏死组织，然后进行光动力照射。光动力疗法治疗后，患者被要求避免暴露在阳光直射下至少 4 周。术后 1 周和 1 个月行电子胃镜检查复查并评估治疗效果。术后行辅助化疗，方案为紫杉醇（60mg/m²，静脉滴注，d1）联合顺铂（30mg/m²，静脉滴注，d1~3），共 4 个周期，预防肿瘤复发。

进一步治疗：从术后 1 个月对患者进行免疫功能和基因检测，通过抽取外周血检测树突状细胞和免疫检查点。结果提示，T 细胞免疫球蛋白黏蛋白 3（TIM-3）和程序性死亡受体 1（PD-1）在 CD8⁺ 细胞毒性 T 细胞中高表达。共检测到 27 种经美国 FDA 批准的食管癌的肿瘤驱动基因，其中 TP53 基因发生突变。TP53 碱基和氨基酸组的变化分别为 c.797G>A 和 p.G266E，突变程度为 28.57%。鉴于上述结果，分别给患者抗 PD-1 单克隆抗体信迪利单抗（200mg，静脉注射，每 3 周给药）。同时给予靶向药物安罗替尼（12mg，早餐前口服，每 3 周给药）。

（三）术后随访

　　光动力术后内镜检查观察：原发肿瘤体积和大小均较术前减小，同时狭窄的管腔也较术前扩张。光动力术后 1 周，在食管激光照射区观察到大量坏死组织（图 4-7）。术后 1 个月内镜检查显示肿瘤样组织减少，原发肿瘤明显消退（图 4-8）。光动力疗法治疗后约 7 个月，内镜检查显示食管仅部分瘢痕形成和结节样改变。患者整体预后好，在 1 个月内就恢复正常饮食，生活质量明显提高。

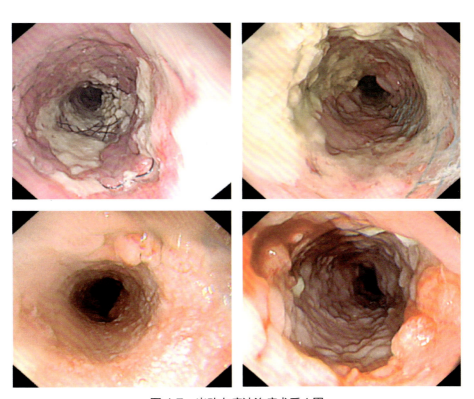

图 4-7　光动力疗法治疗术后 1 周

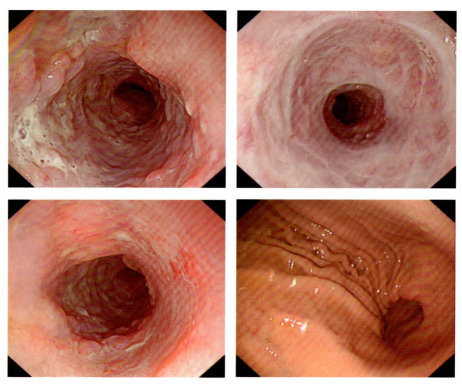

图4-8　光动力疗法治疗术后1个月

（刘慧龙　陈昊）

参 考 文 献

［1］LI B, CHAN H L, CHEN P. Immune checkpoint inhibitors：basics and challenges. Curr Med Chem, 2019, 26（17）: 3009-3025.

［2］LIU H, LIU Y, WANG L, et al. Evaluation on short-term therapeutic effect of 2 porphyrin photosensitizer-mediated photodynamic therapy for esophageal cancer［2023–10–12］. https://journals.sagepub.com/doi/epub/10.1177/1530033819831989.

［3］刘慧龙, 刘端祺. 光动力学疗法中光敏剂的研究和展望. 中国新药杂志, 2012, 21（12）: 1346-1353.

［4］CSCO肿瘤光动力治疗专家委员会. 肿瘤光动力治疗疗效评价标准2014共识（第1版）. 中国激光医学杂志, 2015, 24（1）: 54-55.

第五章

光动力疗法治疗泌尿系统肿瘤

第一节 概　　述

光动力疗法是通过将光敏剂注入人体,光敏剂与肿瘤组织有亲和作用并潴留于肿瘤组织内,而在正常组织中浓度很低,当用特定波长的激光局部照射肿瘤部位后,产生的单价态氧破坏肿瘤组织达到治疗的目的,但对正常细胞伤害很小。1900 年,Rabb 发现了光动力反应;1976 年,Kelly 首次用光动力疗法治疗 1 例复发的膀胱癌并获得成功;1986 年,国际光动力协会(IPA)成立;1993 年,加拿大批准光敏剂光敏素 Ⅱ 用于膀胱癌治疗。光动力疗法用于多种恶性肿瘤的治疗,与传统的诊断手段(超声、CT)及治疗方法(手术、放疗、化疗)的机制不同,光动力诊断的灵敏度和特异度更高,治疗的微创性、靶向性更好。

我国光动力诊断和治疗始于 20 世纪 80 年代初,几乎与国外同步,并取得了多项创新成果:自主研发了激光仪和光敏剂,治疗患者的数量在世界上位于前列(超过 1 000 例)。但后来由于各种原因处于停滞状态,近 5 年才逐步恢复。国外相关研究和临床应用持续发展,近年来纳米技术、双光子技术、细胞内化技术等均被用于光动力诊断和治疗,应用前景良好。

我国每年新增恶性肿瘤患者 400 万人,癌症防治被写入政府工作报告。近年来国内肿瘤创新药物、创新医疗仪器的研发方兴未艾。目前国内、外采用光动力疗法治疗肾脏恶性肿瘤的临床病例数极少,光动力疗法治疗肾脏恶性肿瘤仅处于实验模型阶段,目前暂无临床应用相关经验与数据。光动力诊断和治疗是多个学科交叉的新兴领域,在科研、产业和医学应用方面存在巨大潜力。根据我国国情,首先要拓展上市光敏剂应用于肿瘤的常规诊治,推广已在国外证明有效的诊疗方法,更要将物理学、化学、分子生物学等相关学科的新发现、新技术应用于光动力的诊断和治疗,推动从基础研究到临床应用的转化。本章将围绕泌尿系统肿瘤介绍光动力疗法的临床价值。

第二节　光动力疗法治疗膀胱癌

膀胱癌是泌尿系统最常见的恶性肿瘤,其发病率和死亡率在泌尿生殖系统恶性肿瘤中均居首位,近年来发病率呈不断上升趋势。膀胱癌好发于中老年人群,其病因迄今为止尚未明确,目前认为主要的致病因素包括外源性致癌物质、内源性致癌物质、吸烟、药物、遗传及慢性感染、异物刺激等[1]。

在中国,男性膀胱癌的发病率为 7.3/10 万,女性发病率为 2.0/10 万。膀胱癌中 90% 以上为尿路上皮细胞癌,其中 70% 尿路上皮细胞癌为非肌层浸润性膀胱癌(non muscle invasive bladder cancer, NMIBC)。目前 NMIBC 的治疗方法主要采用经尿道膀胱肿瘤电切术(transurethral resection of bladder tumor, TURBT),术后辅助给予膀胱内灌注治疗药物(吡柔比星、表柔比星、丝裂霉素等)或免疫药物(卡介苗)。单纯的 TURBT 术后有较高的复发率,小部分患者甚至会进展成为肌层浸润性膀胱癌,故术后需进行膀胱灌注治疗,通过消除手术切缘残留的肿瘤细胞,降低肿瘤复发率,阻止或延缓疾病的进展。尽管如此,膀胱癌术后 5 年复发仍高达 60%,因此如何预防复发一直都是膀胱癌治疗的难点[2]。

1982 年中国医学科学院肿瘤医院泌尿外科最早在国内开展了"血卟啉衍生物激光动力疗法治疗膀胱移行细胞癌"的研究。此课题是"六五""七五"和"八五"国家重点科技攻关项目"激光光动力疗法的基础理论和临床研究"的组成部分,并在 1985 年获得了卫生部科技成果一等奖。1982—1997 年共治疗膀胱癌患者 131 例,结果显示光动力疗法可将浅表性膀胱癌术后的复发率降低至 23%,对其他治疗方法无效的难治性膀胱癌疗效也可达 40%。光动力疗法的主要不良反应是尿路刺激症状,症状 2 周内可消失。其他不良反应包括血尿、发热、皮肤光过敏等,发生率为 3%~8%,对症处理后 1~2 周症状消失,该结果与国外文献报道相同[3]。

综上所述,光动力疗法是防治浅表性膀胱癌的安全、有效的方法,光动力疗法可能会取得更好的疗效而不良反应减少。开展光动力疗法预防浅表性膀胱癌也将为泌尿生殖系统其他肿瘤的光动力疗法治疗打下基础。针对膀胱癌光动力疗法治疗操作规范相关要点简要阐述如下[4]。

一、适应证

(一)膀胱癌局部治疗适应证[5]

1. 膀胱 T_1 之前早期癌,肿瘤局限在黏膜及黏膜下层。

2. 肿瘤电切后或术后复发,肿瘤局限在黏膜及黏膜下层。

（二）膀胱癌姑息治疗适应证

晚期已无法手术和放疗治疗的膀胱癌患者,出现大出血或者功能障碍,可以考虑用光动力止血,或者解除功能障碍等。

二、禁忌证

1. 对光敏剂过敏。

2. 严重心肺功能不全。

3. 明显凝血功能障碍。

4. 晚期恶病质患者,生存期小于 3 个月。

5. 疑有阴道膀胱瘘或者膀胱直肠瘘的患者。

三、术前准备

1. **影像学检查**　膀胱镜检查、静脉肾盂造影、盆腔增强 CT 或 MRI。肝胆胰脾超声检查。

2. **实验室检查**　尿细胞学检查、血常规、血型、肝肾功能、电解质、凝血功能、肿瘤标志物、尿常规、便常规等。

3. **功能检查**　心电图,必要时查超声心动图及肺功能等。

4. **光动力疗法治疗前准备**　在术前完善常规临床检查,如实验室检查、功能检查等,治疗前行光敏剂皮试,结果阴性者方可进行。按手术准备建立静脉通道,心电监护仪监测心率、呼吸、血压、心电图和血氧饱和度。患者取截石位,视情况选择合适的麻醉方式:全身麻醉、硬膜外麻醉等,治疗前再予以 1% 利多卡因表面麻醉以利于光动力疗法的顺利进行。

四、光敏剂静脉滴注或膀胱灌注

光敏剂的给药形式通常有静脉滴注及膀胱灌注两种。静脉滴注因机体排泄较慢,易发生光敏反应等问题,在应用上受到了一定的限制。而膀胱局部灌注给药,可以大大减少机体对光敏剂的吸收,有效避免了皮肤光敏反应等不良反应的出现,应用更为广泛。

1. **光敏素（冻干粉剂）**　按照 2mg/kg 加入 5% 葡萄糖液体中,按 2.5g/L 比例浓度配液体,并在 1 小时内滴注完毕,48 小时后肿瘤部位激光照射治疗;72~96 小时内行第 2 次激光照射治疗。

2. **重庆华鼎（国产光敏剂,液体,低温保存）**　用前需常规做皮试,皮试无过敏现象则按照 5mg/kg 加入 250ml 生理盐水中,在 1 小时内滴注完毕。滴注过程中严密监测患者的血压、脉搏,有个别患者可能出现血压偏低现象。48 小时后肿瘤部位激光照射治疗;72~96 小时内行第 2 次激光照射治疗。

3. 患者排空尿液后将 5- 氨基酮戊酸 118mg×5 支与 0.9% 氯化钠溶液 14ml 和 5% 碳酸氢钠溶液 6ml 共同配制的新鲜溶液经导尿管灌注入膀胱。患者卧床,每 15 分钟变换一次体位,使药物充分作用于膀胱壁。2 小时后给予光动力疗法治疗。其间患者无须避光。

4. 患者排空尿液后将海姆泊芬 100mg×2 支以 20ml 注射用 0.9% 氯化钠溶液配制成浓溶液,可按患者膀胱容积比例相应调整(膀胱容积 500ml∶200mg)。在避强光条件下采取膀胱内灌注,保留 1 小时后嘱患者排空膀胱。30 分钟后行全膀胱激光照射,给予 15J/cm² 光照剂量治疗[5]。

五、激光治疗仪器调试

光动力疗法治疗前先调试仪器,以免仪器失灵无法进行正常的激光照射治疗,延误治疗时机。以 Diomed 630nm 光动力激光治疗仪为例,连接相应治疗光纤,插入钥匙,正常开机,仪器自检;自检完毕后,检测光导纤维激光通过率,校正并调整相应的治疗光照功率和时间;激光治疗仪调整完毕后待机待用。内镜应选用纤维内镜,纤维内镜可在直视下监视光动力疗法治疗的整个过程,并根据具体情况调整光导纤维的位置;治疗过程中每隔 1~3 分钟观察一次治疗部位的变化,并做相应的调整[6-8]。

六、操作流程

患者取截石位,在膀胱镜(电子或纤维膀胱镜,或外科硬式膀胱镜)监视下观察治疗膀胱肿瘤病灶,治疗过程包括激光初次照射、坏死组织清除和激光重复照射三个步骤[9]。

1. **激光初次照射**　治疗前期准备工作完成后,常规进行膀胱镜检查。患者取截石位,常规局部麻醉后插入膀胱镜,看到肿瘤病变部位后定位观察并留照片。先确定肿瘤的大小和浸润范围,用平切光纤照射肿瘤病灶,照射剂量为 100~150mW/cm²,照射时间 20 或 30 分钟,能量密度 120~270J/cm²;对于病灶较大范围的区域可以用柱状光纤,照射剂量为 100~200mW/cm²,照射时间 10 或 15 分钟,能量密度 120~270J/cm²,然后根据肿瘤范围确定所需用光导纤维的长度,并确定相应的照射剂量[10]。

对于表浅的位于黏膜和黏膜下的肿瘤,照射剂量要适当降低,因为其浸润范围较浅。一般而言,癌前病变或者原位癌,光照剂量密度应当控制在 100~200J/cm²,照射范围可以适当扩大[11];如果有荧光诊断提示肿瘤部位的话,应当超出肿瘤边界 1cm 以上,照射剂量一定要控制好,常规照射剂量为 150mW/cm²。

2. **坏死组织清除**　在初次光动力激光照射之后,在激光有效照射范围内的肿瘤组织坏死。为了提升治疗效果，一般在初次治疗后一定时间内（24小时左右）清除坏死组织并进行第二次激光照射，一方面对深部肿瘤进行治疗，另一方面对局部残存的肿瘤细胞给予进一步杀伤。因此坏死组织的清除对于光动力疗法的临床疗效也极为重要。清除坏死组织时首先要观察肿瘤组织的外观变化：新鲜肿瘤组织一般呈鲜红色，组织质地较脆，触之易出血；光动力疗法治疗后坏死的肿瘤组织一般呈暗红色，质地软，触之不易出血，用活检钳用力钳除也没有出血迹象。即使是深部未完全坏死的肿瘤组织，用活检钳进行钳除后也只是有少许出血[12]。

3. 激光重复照射　目的是在首次激光照射后24小时进行，清除浅层坏死肿瘤组织后对其深部肿瘤组织进行照射，以期达到对早期肿瘤的根治。激光重复照射时，必须先尽可能地清除表层的坏死组。如果坏死组织清除不彻底，对深层肿瘤组织的治疗就达不到目的。坏死组织清除后，激光复照要根据肿瘤大小和部位的不同而确定照射剂量。对于早期肿瘤，应当以清除肿瘤达到根治为目的，复照剂量应以有效的肿瘤治疗为准[13]。

第三节　光动力疗法治疗前列腺癌

前列腺癌是常见的泌尿系统恶性肿瘤之一，其发病率在不同种族和地区有着极大的差异。在欧美大多数国家，前列腺癌是男性最常见的恶性肿瘤，死亡率仅次于肺癌。我国前列腺癌发病率相对较低，但随着生活水平的提高，饮食结构的改变，近些年来前列腺癌的发病率持续上升。前列腺癌的病因目前尚不明确，大量的研究提示可能与遗传、环境、饮食结构密切相关。前列腺癌的诊断主要依赖前列腺指检、前列腺特异性抗原（PSA）、经直肠彩超、MRI、CT、前列腺穿刺活检等检查。

前列腺癌根治术是治疗局限性前列腺癌最有效的治疗方式，主要适用于T_2期以下及部分T_{3a}患者。目前有经耻骨后根治性前列腺癌切除、腹腔镜下根治性前列腺切除及机器人辅助腹腔镜根治性前列腺切除多种术式。此外还可以选择体外放射治疗、粒子植入近距离照射治疗、冷冻治疗、射频消融等治疗方式。局部晚期或出现转移的前列腺癌，治疗主要以内分泌治疗为主，采用雄激素剥脱治疗，选择手术去势或药物去势方式。前列腺癌是雄激素依赖性肿瘤，在治疗初期绝大多数患者均可有明显的疗效，然而当治疗维持2~3年，几乎所有患者最终都将转变为激素非依赖性前列腺癌。这类患者经放疗、化疗、生物治疗等方式均不能有效地控制肿瘤进展，这也是当前前列腺癌治疗中的难点。

光动力疗法治疗恶性肿瘤，机制独特、优点突出，具有保留器官和可反复治疗等特点,国外一些学者试验性应用光动力疗法治疗局灶性前列腺癌,主要应用于局部消融、放射治疗后复发的患者。光动力疗法治疗前列腺癌目前尚处于临床初期阶段,本节针对光动力疗法治疗前列腺癌相关要点进行简要阐述[14]。

一、适应证

局部消融和放射线或近距离治疗失败后的患者。

二、禁忌证

1. 对光敏剂过敏。
2. 严重心肺功能不全。
3. 明显的凝血功能障碍。
4. 晚期恶病质患者,生存期小于 3 个月。

三、术前准备

与前列腺癌的局灶治疗一样,接受光动力疗法治疗的男性必须接受准确的分区和风险评估。除非特殊原因否则该程序应在 1 日内进行。入院前或入院当日应征得患者同意进行手术。

1. **肠道准备**　在手术早晨进行灌肠的肠道准备,足以维持最佳的围术期超声成像。

2. **预防使用抗生素**　在麻醉诱导时遵循指南用静脉广谱抗生素覆盖,对于存在菌尿和 / 或活动性尿路感染的患者,应该推迟手术,直到治疗好转。术后适当给予针对革兰氏阴性菌的抗生素或广谱抗生素。

3. **麻醉**　手术应在全身麻醉或硬膜外麻醉下进行。

四、操作流程

麻醉诱导后,患者取截石位,暴露会阴,术前放置导尿管有助于尿道的术中显示。直肠内超声探头放入直肠,近距离放射治疗模板附在步进器上。使用融合成像,操作前先校准。使用圆柱形扩散纤维和裸端纤维,通过套管针将光导纤维置入前列腺靶区,每叶插入 6 根纤维,以治疗整个腺体。经直肠超声引导和近距离放疗模板可确保光纤的合适放置。在探头上放置一个水充避孕套,以改善围术期的图像,术前 4 小时静脉给光敏剂图卡德(Tookad,WST-09),剂量 2mg/kg,激光波长为 763nm,光照密度 150J/cm^2;光照时间 20 分钟,在手术过程中必须注意保护术者眼睛和皮肤。

五、术后管理

患者通常需要住院数日,完成治疗取出导尿管后可以出院,口服抗生素。

六、并发症

光动力疗法治疗后明显的并发症是对光的反应,表现为"晒伤"。早期药物需要避免阳光照射达 6 周,但血管活性药物通常在给药后数小时内排泄。临床试验已经报道了直肠尿道瘘,需要手术或长期留置尿管,但很罕见。出血、感染和下尿路症状更常见,但不太严重。一些药物,特别是亲脂性药物,如 WST-09,很少引起心血管事件如急性冠脉综合征和脑血管事件。

七、随访

考虑到治疗尚处于初期,没有标准的随访指导。建议在术后 6~12 个月定期监测前列腺特异性抗原变化和 MRI 较为稳妥。

第四节　光动力疗法治疗会阴部肿瘤

会阴部恶性肿瘤治疗主要以手术和放疗为主,治疗后功能保全很难做到,同时易形成瘢痕,外形也不能得到很好的修复。随着医学技术的高速发展,患者在治愈癌症的同时更要求器官功能的保全,以获得更高的生存质量,光动力疗法因其独特的治疗机制,在功能保全、减少瘢痕等方面有很好的优势。本操作规范仅针对阴茎癌的光动力疗法治疗,以下将从治疗操作相关要点进行阐述。

一、适应证

1. 阴茎癌的癌前病变,如鲍恩病、光化性角化病、增生性红斑等。
2. 希望保留性功能的阴茎癌患者,肿瘤的浸润深度在光动力控制范围内。
3. 手术后局部复发或者经过微创治疗后局部复发的表浅肿瘤。
4. 肿瘤局部出血常规手段无法控制者。
5. 病灶侵及周围组织导致疼痛或者其他功能障碍者。

二、禁忌证

1. 光敏剂过敏者。
2. 严重心肺功能不全;有严重高血压、心脏病病史者。

3. 明显的凝血功能障碍者。

4. 恶病质状态,预计生存期小于 3 个月的患者。

三、术前准备

1. **光敏剂外用**　将适量 5- 氨基酮戊酸散剂用注射用水溶解,加适量凝胶配成糊状,药物浓度 20%,用无菌脱脂棉涂于病灶部位,用塑料薄膜封包,封包后 4 小时暴露患处,清洁局部后进行激光照射治疗。

2. **激光设备调试**　光动力激光治疗前一定要先调试仪器,以免治疗时开机仪器失灵,无法进行正常的激光照射治疗,使光敏剂浪费,并失去宝贵的治疗机会。以 Diomed 630nm 光动力激光治疗仪为例,连接相应的治疗光纤,插入钥匙,正常开机,仪器自检;自检完毕后,检测光导纤维激光通过率,校正并调整相应的治疗光照功率和时间;激光治疗仪调整完毕后待机待用。

3. **患者相关准备**　术前完善常规病理活检、体格检查、辅助检查等,以排除肿瘤转移,治疗前行光敏剂皮试,按手术准备建立静脉通道,心电监护仪监测心率、呼吸、血压、心电图和血氧饱和度,患者取平卧位或截石位,视情况选择合适的麻醉方式:全身麻醉、硬膜外麻醉等,治疗前局部可再予以利多卡因喷洒或局部注射麻醉以利于光动力疗法治疗过程的顺利进行。

四、操作流程

治疗前需清洁肿瘤表面的污垢、痂皮,对于大于 0.5cm 或者角化增厚的肿瘤,应先手术切除肿瘤组织,以增加光敏剂 5- 氨基酮戊酸的渗透。采用红光波长 630nm 激光照射,能量密度 $100\sim200\text{J/cm}^2$,照射剂量 $60\sim150\text{mW/cm}^2$,照射时间 15~20 分钟,每 1~2 周治疗一次,连续两次治疗皮损无改善,建议选择其他有效治疗方式,若有改善但未完全消退可重复治疗,次数不超过 6 次为宜。

第五节　典型病例分析

(一)病例情况介绍

患者,男性,67 岁。因"膀胱癌两次手术后再次复发 1 年余"入院。患者膀胱癌确诊 2 年余,为求进一步治疗来院。患者 2 年前诊断为膀胱癌,于当地手术治疗,术后 1 年复查时发现肿瘤复发,再次进行手术治疗。双侧股骨头坏死,双腿不能外展。家族史:父亲为膀胱癌患者。

（二）诊疗过程

1. **诊断**　膀胱癌术后复发。

2. **治疗过程**　放射治疗＋光动力疗法治疗（剂量 3 400~3 600Gy），缩小膀胱颈出口的肿瘤，恢复排尿功能，休养 1 个月后，再进行光动力疗法治疗。治疗药物光敏剂经由膀胱灌注，有效避免了药物肝肾功能损害及皮肤光敏反应。

（三）术后随访

术后恢复良好，无复发迹象。

（田　军）

参 考 文 献

［1］BADER M J, STEPP H, BEYER W, et al. Photodynamic therapy of bladder cancer—a phase I study using hexaminolevulinate（HAL）. Urol Oncol, 2013, 31（7）: 1178-1183.

［2］PINTHUS J H, BOGAARDS A, WEERSINK R, et al. Photodynamic therapy for urological malignancies: past to current approaches. J Urol, 2006, 175（4）: 1201-1207.

［3］JICHLINSKI P. Photodynamic applications in superficial bladder cancer: facts and hopes!. J Environ Pathol Toxicol Oncol, 2006, 25（1-2）: 441-451.

［4］WAIDELICH R, STEPP H, BAUMGARTNER R, et al. Clinical experience with 5-aminolevulinic acid and photodynamic therapy for refractory superficial bladder cancer. J Urol, 2001, 165（6 Pt 1）: 1904-1907.

［5］李长岭, 陈煜清, 王庆, 等 . 膀胱内灌注血卟啉衍生物加抗坏血酸全膀胱激光照射预防膀胱癌复发 . 中华肿瘤杂志, 1997, 19（6）: 463-465.

［6］李长岭, 许秉责, 宋序彦, 等 . 掺钕钇铝石榴石激光局部照射加全膀胱光动力疗法治疗膀胱癌 . 中华肿瘤杂志, 1994, 16（6）: 458-460.

［7］BOZZINI G, COLIN P, BETROUNI N, et al. Photodynamic therapy in urology: what can we do now and where are we heading? Photodiagnosis Photodyn Ther, 2012, 9（3）: 261-273.

［8］MARIEN A, GILL I, UKIMURA O, et al. Target ablation--image-guided therapy in prostate cancer. Urol Oncol, 2014, 32（6）: 912-923.

［9］罗小美, 陈继冰, 牛立志 . 局限性前列腺癌的微创治疗进展 . 中国微创外科杂志, 2016（1）: 88-92.

［10］涂门江, 贺海清, 艾凯, 等 . 光动力学诊断与治疗在泌尿外科应用的研究进展 . 现代泌尿外科杂志, 2016, 21（9）: 721-726.

［11］张锦瑜 . 保留阴茎的阴茎癌光敏动力疗法配合 Na:YAG 激光治疗 . 中国男科学杂

志, 2000, 14（1）: 27-28.

［12］吴思恩, 陈增谦, 赵献光, 等 . 光动力疗法治疗阴茎癌——附 15 例随访观察 . 中国激光医学杂志, 1992, 3: 135-136, 150.

［13］中华医学会皮肤性病学分会光动力治疗研究中心 . 氨基酮戊酸光动力疗法临床应用专家共识 . 中华皮肤科杂志, 2015, 48（10）: 675-678.

［14］高扬 . 局部艾拉光动力综合疗法治疗恶性皮肤肿瘤有效性和安全性的研究 . 重庆: 第三军医大学, 2015.

第六章

光动力疗法治疗妇科肿瘤

第一节　概　　述

　　光动力疗法是一种光激发的化学疗法,其基本要素是氧、光敏剂和可见光(常用激光)[1]。光敏剂能直接进入细胞膜内,而不进入细胞核,光敏剂吸收光子的能量跃迁到激发态,受激发的光敏剂将能量传递给氧,产生一些活性氧。活性氧通过氧化作用来攻击细胞结构,这种损伤可能是细胞膜或蛋白的氧化损伤,当氧化损伤的积累超过一定阈值时,细胞便开始死亡。光敏剂通过静脉注入患者体内后,会在肿瘤组织中形成相对较高的蓄积,尤其集中分布于肿瘤组织的新生血管内皮上,因而光动力作用引起的血管损伤及由此导致的病变组织局部的缺血缺氧,在光动力疗法的临床治疗中起着关键性作用,并决定着光动力疗法的选择性杀伤特性[2]。这种光敏剂选择性在肿瘤组织蓄积和选择性针对病变组织照光共同构成了光动力疗法治疗肿瘤的双靶向性,即药物靶向性富集和光照靶向性激活[3-4]。20世纪70年代末光动力逐渐成为一项治疗肿瘤的新技术,目前欧美部分国家及日本、韩国等已经将其列为肿瘤治疗的常规手段[5-8]。

　　与传统或常用疗法相比,光动力疗法治疗肿瘤具有微创,甚至无创、选择性好、重复性佳、消除隐匿性癌灶、保护外貌及重要器官功能等独特优势,在肿瘤综合治疗中发挥着独特的作用,在妇科肿瘤治疗中也得到越来越广泛的应用,治愈率可达90%以上,是目前可以达到细胞水平精准靶向治疗的方法。光动力疗法可以保证女性下生殖道癌前病变治疗后的器官结构和功能完整,保留患者的生育功能,这对于女性患者尤其重要。

　　研究表明,光动力疗法用于治疗女性下生殖道癌与癌前病变可获得较好的临床效果[9-10]。宫颈高级别上皮内瘤变常规治疗方法包括宫颈电热圈环切术(LEEP术)、宫颈锥切术、冷冻、激光及热凝等[11-13]。对于外阴和/或阴道大范围病变者,光动力是不可替代的治疗方法。LEEP术及宫颈锥切术后保留生育功能问题逐渐凸显,对于年轻有生育要求的患者,光动力可避免因宫颈功能不全导致的早产、流产等发生[14]。有学者预测,光动力疗法有可能在治疗下生殖道癌前病变中取代手术治疗,并成为首选疗法[15]。

光敏剂分为卟啉类、卟吩和菌绿素类及酞菁类。国际主要抗癌光敏剂产品有光敏素、Foscan、Photosens 等。目前国内上市光敏剂有 4 种:①喜泊分(血卟啉注射液),用于肝癌、食管癌、胃癌、恶性脑瘤、膀胱癌、妇科肿瘤、皮肤癌、头颈部肿瘤等恶性肿瘤及鲜红斑痣等治疗;②艾拉(盐酸氨酮戊酸外用散),用于尖锐湿疣治疗;③维速达尔(注射用维替泊芬),用于年龄相关性黄斑变性、以典型性为主型中心凹下脉络膜新生血管形成的患者等治疗;④复美达(注射用海姆泊芬),用于鲜红斑痣的治疗。目前国内临床试验中的光敏剂品种还有舒他兰锌、血卟啉醚酯等。目前国内治疗肿瘤常用光敏剂是血卟啉注射液(喜泊分)。

目前,国内光动力疗法用于下生殖道妇科肿瘤的临床循证医学数据主要来自个案报道或临床病例研究,尚缺乏临床诊疗共识。中国抗癌协会肿瘤光动力治疗专业委员会妇科肿瘤光动力治疗专家共识编写委员会及中华医学会激光医学分会,通过检索 PubMed、Embase、Cochrane Library、中国期刊全文数据库、中文科技期刊数据库和万方全文数据库等,根据国际研究进展、中国临床经验和研究积累等编写此部分,经专家组多轮讨论修改与投票后达成统一意见,供我国妇科、肿瘤科医师及其他相关学科的医师在进行下生殖道癌前病变光动力疗法治疗实践时参考[16-17]。

对于下生殖道浸润癌,通过手术、放疗、化疗治疗后的残留病灶,可利用光动力疗法作为补充治疗。在保证疗效的前提下,降低光敏剂的用量可以减少避光时间并减少光敏剂的不良反应。

光动力疗法不良反应较小,是在细胞水平上精准治疗的方法。在器官结构和功能保留方面独具优势,特别是在女性下生殖道器官完整性和功能保留方面,以及生育功能保留方面。在女性下生殖道病变治疗后的随访尚需大量数据积累,有待多中心临床研究进一步探索。

第二节　光动力疗法治疗女性
下生殖道癌前病变

一、适应证

1. 外阴上皮内瘤变(VIN)患者,VIN Ⅱ、VIN Ⅲ。
2. 阴道上皮内瘤变(VaIN)患者,VaIN Ⅱ、VaIN Ⅲ。
3. 宫颈上皮内瘤变(CIN)患者,CIN Ⅱ、CIN Ⅲ。

二、禁忌证

1. 患有血卟啉症及其他因光而恶化的疾病。
2. 对卟啉类或对任何赋形剂过敏者。
3. 妊娠期或哺乳期患者。
4. 生殖道炎症急性期。
5. 肝衰竭者。
6. 有严重精神异常不能合作者。

三、术前沟通注意事项

需告知患者及其家属接受光动力疗法治疗的过程、术中及术后可能的风险及并发症、治疗效果、病变转归及治疗后随访等情况。告知该项治疗的优缺点及其他可选择的治疗方案,在充分知情下由患者及家属自愿确定是否选择光动力疗法治疗,并签署知情同意书。

(一)光敏剂注射后注意事项

1. 注射光敏剂后 1 个月内,避免暴露在日光下,如外出应避免阳光直射皮肤(可穿不透光的长衣、长裤,戴帽子、手套等);室内灯光无须防护,可使用手机、电脑。

2. 室内如有阳光直射,需用窗帘遮挡。

3. 日出前和日落后可以在室外活动。

4. 注射光敏剂 1 个月后,应逐渐增加户外活动时间。

5. 个人体质不同,对光线的反应也会不同。给药 1 个月后,可行简易光敏试验:取一个不透明的纸袋,在纸袋上挖一个直径 2cm 的小孔,将患者左手或右手全部放入纸袋中,将手背皮肤放在小孔处,患者坐在靠近阳光的窗边,将放入不透明纸袋的手置于阳光下照射 10 分钟。如果在 24 小时内出现肿胀、发红或水疱,应延长上述防护 1~4 周,仍有不适者请联系医生。

(二)光动力疗法治疗后注意事项

1. **术后饮食**　可食用香蕉、糙米等加速肠道排泄,同时多食富含 β 胡萝卜素的食物以抗光过敏反应,忌辛辣刺激食物,忌烟酒。避免摄入可能会加重光过敏反应的食物,例如血制品、海带、菠菜、火龙果等。避免熬夜,注意劳逸结合,具体遵医嘱。多饮水,加速光敏剂代谢排出。

2. **注意个人卫生**　术后 1 个月禁盆浴;内裤需单独清洗,开水烫煮、消毒水浸泡或太阳暴晒;治疗期间避免性生活。

3. **发热**　治疗后可出现低热,与肿瘤组织坏死引起的全身炎症反应有关,一般不需要特殊处理。必要时给予对症处理,如物理降温、口服解热镇痛药等。

4. 局部症状　局部反应可出现疼痛、炎症等，外阴病变治疗时可予照射部位局部吹风缓解疼痛，可予抗生素预防感染。

5. 遵医嘱定期随访，不适随诊。

四、光动力疗法治疗设备、光敏剂和光纤的选择

（一）设备

使用最大输出功率为≥2W，波长为630nm的半导体激光光动力疗法治疗仪。

（二）光敏剂

吸收峰为630nm的可用于肿瘤光动力疗法治疗的光敏剂。

（三）光纤

1. 外阴上皮内瘤变　应用点状光纤、微透镜光纤、扩束光纤。

2. 阴道上皮内瘤变　应用点状光纤、微透镜光纤、柱状光纤、侧向光纤。

3. 宫颈上皮内瘤变　应用点状光纤、微透镜光纤、柱状光纤。

五、操作流程

1. 月经干净7日内治疗，术前需完善血常规、尿常规、凝血功能、肝肾功能、阴道分泌物常规及心电图等检查。

2. 术前需评估治疗的病变大小，确定照射范围，并制订相应的治疗计划。

3. 静脉注射光敏剂血卟啉注射液（喜泊分）需做皮试，将血卟啉注射液原液稀释至0.01g/L，0.1ml皮下注射，注射区避强光，15~20分钟后观察局部反应。

4. 皮试阴性患者方可进行光敏剂注射，静脉滴注血卟啉注射液（喜泊分）2mg/kg[16]。注射光敏剂48~72小时内肿瘤组织与周围正常组织中药物浓度差最大，为光照射的最佳时机。术中密切监测患者生命体征，应用波长为630nm的半导体激光光动力疗法治疗仪进行治疗照射。医务人员在操作过程中必须佩戴能防护630nm波长激光的防护眼镜。

六、术后管理

即刻观察病灶是否有色泽变化、水肿、坏死、表面出现白膜覆盖现象，术后24小时、2周、1个月、3~6个月观察病灶是否有组织坏死、脱落现象及恢复情况。在每次随访中，对患者进行采访和检查，记录与光动力疗法治疗相关的症状和不良事件，并记录检查结果。术后3~6个月及术后1年分别行人乳头瘤病毒（HPV）、薄层液基细胞学检查（TCT）及外阴或阴道镜检查（HPV

及 TCT 双阴性者无须活检),连续两次复查 HPV 及 TCT 双阴性或活检病理示病变消失后每年随访一次,若病变降级为低级别上皮内瘤变,建议半年复查。

七、疗效评价

根据 HPV、TCT 及活检病理评估疗效。

（一）病变转归

1. **完全缓解**　HPV 与 TCT 双阴性或活检病理证实无上皮内瘤变及 HPV 感染改变。

2. **部分缓解**　HPV 阳性或 TCT 结果为非典型鳞状上皮(ASCUS)及以上病理分型,行活检病理为低级别上皮内瘤变或 HPV 感染改变。

3. **持续性疾病**　活检病理证实仍然存在高级别上皮内瘤变。

4. **疾病进展**　发现浸润癌。

5. **复发**　病变完全或部分缓解 6 个月后再次出现高级别上皮内瘤变。

（二）有效率与复发率

1. 有效率 =[（完全缓解 + 部分缓解的患者数）/ 治疗患者总数]×100%。

2. 痊愈率 =（完全缓解的患者数 / 治疗患者总数）×100%。

3. 复发率 =[复发患者数 /（完全缓解 + 部分缓解的患者数）]×100%。

八、并发症及其处理

（一）光敏反应

一旦误接触阳光,皮肤最初主要表现为充血、红肿、辣痛,少数出现皮疹,重者可能出现脱皮、水疱,后期可出现色素沉着。应立即躲避阳光,用冷水湿敷发热红肿的部位,此后需避免阳光直射 2 周。对于出现皮疹者,可口服抗过敏药物,局部涂抹含激素类药物的药膏。对于明显肿胀、出现水疱者,为严重的光毒性反应,需静脉使用激素类药物、口服抗过敏药,避免接触阳光。

（二）发热

操作时注意保暖,一般治疗后 1~2 日体温在 37~38℃,可能为病变坏死的吸收热,可采取对症解热、抗感染等治疗。

（三）出血

注意光照时间及能量设定,及时止血,如压迫或使用止血药物进行止血。

（四）感染

可发生急性阴道炎、急性盆腔炎等,予以对症治疗。

（五）疼痛

下腹隐痛一般可耐受,极少需要使用镇痛药,外阴病变治疗时可外敷局部麻醉药或对照射部位吹风、冷敷缓解疼痛。

（六）阴道粘连

可予阴道扩张棒或壳聚糖等预防粘连。

（七）远期并发症

如阴道粘连、宫颈粘连等。

九、光动力疗法治疗操作注意事项

操作医师刚接触光动力技术时感觉很简单,一旦开始治疗患者就会发现问题很多,实际操作中技术要求比较高。对于有兴趣开展光动力疗法治疗下生殖道癌前病变的医院及医师有以下建议:

临床医师需对相关设备、器械、光敏药物等有全面的了解,光动力疗法治疗的成功实施需要一个专业化团队的协调配合,例如术前对患者的评估、方案的制订,治疗中和技术人员配合完成全部操作;术后密切观察患者病情变化,做好患者避光教育等。

1. 严格按照适应证和禁忌证筛选患者。

2. 充分的治疗前准备,治疗前与患者详细沟通注意事项及术中、术后可能出现的问题。

3. 医师需具备良好的阴道镜治疗基础:能够顺利地完成阴道镜的常规操作,明确病变部位和病变程度。

4. 选择合适的光纤类型:准确置入光纤,照射部位完全覆盖病灶及病灶外 1~2cm。这是非常重要的步骤。

5. 参数设置　光动力疗法治疗参数的设置非常关键,功率/能量过小导致治疗效果不理想,功率/能量过大可能会造成一些损伤,所以参数的设置需要医师有丰富的临床经验和扎实的激光学基础。

6. 光动力疗法治疗一般需要 15~30 分钟,在整个治疗过程中需要将光纤位置固定好,确保照射区域是病灶区域,且病灶部位全部覆盖,治疗过程中需要多次确认。

7. 不同部位治疗时注意事项

（1）宫颈:宫颈管照射采用柱状光纤,置入时不能超越宫颈内口,避免宫颈内口照射损伤导致宫颈内口粘连。无论宫颈管诊刮是否阳性均需照射宫颈管,宫颈管照射后再照射宫颈表面。

（2）阴道:阴道侧壁病灶照射采用柱状光纤,靠近病灶照射。位于阴道残端或穹隆的病灶采用点状光纤照射,根据阴道镜病灶的部位可以两种光纤联合互补应用。

（3）外阴:外阴结构复杂,需根据病灶部位及具体情况选择不同光纤或不同光纤联合使用,光功率密度和能量密度也要视具体情况进行调整。

8. 治疗后密切跟踪随访和疗效评价。

第三节　光动力疗法治疗外阴癌

一、适应证

1. 早期恶性肿瘤患者,无法耐受手术或不接受手术治疗的患者。

2. 晚期恶性肿瘤患者的姑息性治疗,手术无法完全切除或手术、放疗后局部存在残留或复发病灶。

3. 为日后手术创造条件,晚期恶性肿瘤患者先期行光动力疗法治疗。

二、禁忌证

1. 患有血卟啉症及其他因光而恶化的疾病。

2. 对卟啉类或对任何赋形剂过敏者。

3. 妊娠期或哺乳期患者。

4. 生殖道炎症急性期。

5. 肝衰竭者。

6. 有严重精神异常不能合作者。

7. 肿瘤已侵犯大血管、直肠或膀胱的患者。

三、注意事项

知情同意、用药及光动力疗法治疗后注意事项同下生殖道癌前病变。

四、光动力疗法治疗设备、光敏剂和光纤的选择

1. **设备**　同下生殖道癌前病变。

2. **光敏剂**　同下生殖道癌前病变。

3. **光纤**　点状光纤、微透镜光纤和扩束光纤。

五、操作流程

术前检查评估与术前光敏剂皮试操作同下生殖道癌前病变相关操作流程。

皮试阴性患者方可注射光敏剂,静脉滴注血卟啉注射液(喜泊分)2mg/kg。注射光敏剂 48~72 小时内肿瘤组织与周围正常组织中药物浓度差最大,为光照射的最佳时机。术中密切监测患者生命体征、予低流量给氧,应用波长为

630nm 的半导体激光光动力疗法治疗仪进行照射。医务人员在操作过程中必须佩戴能防护 630nm 波长激光的防护眼镜。使用合适的光纤进行照射治疗,照射范围应超过病变边缘 1~2cm,治疗区光功率密度为 100~150mW/cm^2,照射时间 1 000 秒左右(或 15~20 分钟)[间断照光(照射 5 分钟,间隔 2~3 分钟)疗效明显优于持续照光,因间断照光有利于组织氧浓度的恢复,所以能提高疗效],能量密度为 100~150J/cm^2。必要时第 2 日再照射一次,无须再注射光敏剂。光动力照射前,需先清理治疗部位表面的坏死物,切忌过度清理,避免出血。如果出血量较多,则说明清理范围大大超出光动力疗法治疗的深度,需立即停止。第 2 次照射能量以有效的肿瘤治疗为准,不超过首次照射的能量密度,切勿照射过量。

六、术后管理

1. 即刻观察病灶是否有色泽变化、水肿、坏死、表面出现白膜覆盖现象,术后 24 小时、2 周、1 个月、3~6 个月观察病灶是否有组织坏死、脱落现象及恢复情况。在每次随访中,对患者进行采访和检查,记录与光动力疗法治疗相关的症状和不良事件,并记录检查结果。

2. 术后第 1 年,1~2 个月随访 1 次;第 2 年,每 3 个月随访 1 次;第 2~4 年,可每半年随访 1 次;术后 5 年及 5 年以后每年随访 1 次。

七、疗效评价

(一)近期疗效标准(光动力疗法治疗后 1 个月)

1. **完全缓解**　癌变完全消失,活检病理未见肿瘤细胞。

2. **部分缓解**　癌变的长度与厚度的乘积较治疗前缩小≥30%,活检病理仍有肿瘤细胞。

3. **疾病稳定**　既没缓解,也没进展,活检病理仍有肿瘤细胞。

4. **疾病进展**　癌变范围超过原病灶区,活检有肿瘤细胞。

(二)远期疗效

1. **总生存期**　从治疗开始到因任何原因引起死亡的时间。

2. **无进展生存期**　从治疗开始到肿瘤进展或死亡的时间。

八、并发症及其处理

1. **光敏反应**　一旦误接触阳光,皮肤最初主要表现为充血、红肿、辣痛,少数出现皮疹,重者可能出现脱皮、水疱,后期可出现色素沉着。应立即躲避阳光,用冷水湿敷发热红肿的部位,此后需避免阳光直射 2 周。对于出现皮疹者,可口服抗过敏药物,局部涂抹含激素类药物的药膏。对于明显肿胀、出现水疱者,为严重的光毒性反应,需静脉使用激素类药物、口服抗过敏药,避免接触阳光。

2. **发热**　操作时注意保暖,一般治疗后 1~2 日体温在 37~38℃,可能为病变坏死的吸收热,可予对症解热、抗感染等治疗。

3. **出血**　注意光照时间及能量设定,及时止血,如压迫或使用止血药物进行止血。

4. **感染**　可发生急性阴道炎、急性盆腔炎等,术后可预防性应用抗生素。

5. **疼痛**　下腹隐痛一般可耐受,极少需要使用镇痛药,其中年轻患者疼痛程度较年长者明显,外阴病变治疗时可外敷局部麻醉药或对照射部位吹风,帮助缓解疼痛。

6. **器官损伤**　极少出现瘘,应及时修补损伤,选择患者行光动力疗法治疗需严格把握适应证及禁忌证。

7. **远期并发症**　如慢性盆腔炎等。

第四节　光动力疗法治疗阴道癌

一、适应证

1. 早期恶性肿瘤患者,无法耐受手术或不接受手术治疗的患者。

2. 晚期恶性肿瘤患者的姑息性治疗,手术无法完全切除或手术、放疗后局部残留或复发病灶。

3. 晚期恶性肿瘤患者先期光动力疗法治疗,为日后手术创造条件。

二、禁忌证

同外阴癌禁忌证。

三、注意事项

知情同意、用药及光动力疗法治疗后注意事项同下生殖道癌前病变。

四、光动力疗法治疗设备、光敏剂和光纤的选择

1. **设备**　同下生殖道癌前病变。

2. **光敏剂**　同下生殖道癌前病变。

3. **光纤**　点状光纤、柱状光纤、微透镜光纤和侧向光纤。

五、操作流程

术前检查评估与术前光敏剂皮试操作同下生殖道癌前病变操作流程。

手术操作同外阴癌操作流程。

六、术后管理

1. 即刻观察病灶是否有色泽变化、水肿、坏死、表面出现白膜覆盖现象，术后 24 小时、2 周、1 个月、3~6 个月观察病灶是否有组织坏死、脱落现象及恢复情况。在每次随访中，对患者进行采访和检查，记录与光动力疗法治疗相关的症状和不良事件，并记录检查结果。

2. 术后第 1 年，1~2 个月随访 1 次；第 2 年，每 3 个月随访 1 次；2~4 年，可每半年随访 1 次；5 年及以后每年随访 1 次。

七、疗效评价

同外阴癌疗效评价。

八、并发症及其处理

（一）光敏反应

一旦误接触阳光，皮肤最初主要表现为充血、红肿、辣痛，少数出现皮疹，重者可能出现脱皮、水疱，后期可出现色素沉着。应立即躲避阳光，用冷水湿敷发热红肿的部位，此后需避免阳光直射 2 周。对于出现皮疹者，可口服抗过敏药物，局部涂抹含激素类药物的药膏。对于明显肿胀、出现水疱者，为严重的光毒性反应，需静脉使用激素类药物、口服抗过敏药，避免接触阳光。

（二）发热

操作时注意保暖，一般治疗后 1~2 日体温在 37~38℃，可能为病变坏死的吸收热，可采取对症退热、抗感染等治疗。

（三）出血

注意光照时间及能量设定，及时止血，如压迫或使用止血药物进行止血。

（四）感染

可发生急性阴道炎、急性盆腔炎等，术后可预防性应用抗生素。

（五）疼痛

下腹隐痛一般可耐受，极少需要使用镇痛药，中青年患者疼痛程度较年长者明显。

（六）阴道粘连

可予阴道扩张棒或壳聚糖等预防粘连。

（七）器官损伤

极少出现瘘,应及时修补损伤,选择患者行光动力疗法治疗时需严格把握适应证及禁忌证。

第五节　光动力疗法治疗宫颈癌

一、适应证

1. 早期恶性肿瘤患者,无法耐受手术或不接受手术治疗的患者。

2. 晚期恶性肿瘤患者的姑息性治疗,手术无法完全切除或手术、放疗后局部残留或复发病灶。

3. 晚期恶性肿瘤患者先期光动力疗法治疗,为日后手术创造条件。

二、禁忌证

同外阴癌禁忌证。

三、注意事项

知情同意、用药及光动力疗法治疗后注意事项同下生殖道癌前病变。

四、光动力疗法治疗设备、光敏剂和光纤的选择

1. **设备**　同下生殖道癌前病变。
2. **光敏剂**　同下生殖道癌前病变。
3. **光纤**　点状光纤、微透镜光纤和柱状光纤。

五、光动力操作规范

术前检查评估与术前光敏剂皮试操作同下生殖道癌前病变操作流程。

皮试阴性患者方可进行光敏剂注射,静脉滴注血卟啉注射液（喜泊分）2mg/kg。注射光敏剂48~72小时内肿瘤组织与周围正常组织中药物浓度差最大,为光照射的最佳时机。术中密切监测患者生命体征、予低流量给氧,应用波长为630nm的半导体激光光动力疗法治疗仪进行治疗照射。医务人员在操作过程中必须佩戴能防护630nm波长激光的防护眼镜。先使用柱状光纤照射宫颈管,后使用点状光纤或微透镜光纤照射宫颈表面病变处,照射范围应超过病变边缘1~2cm,治疗区光功率密度为100~150mW/cm²,照射时间1 000秒左右（或15~20分钟）[间断照光（照射5分钟,间隔2~3分钟）疗效明显优于持续照光,因间断照光有利于组织氧浓度的恢复,所以能提高疗

效],能量密度为 100~150J/cm²。必要时第 2 日再照射 1 次,无须再注射光敏剂。光动力照射前,需先清理治疗部位表面的坏死物,切忌过度清理,避免出血。如果出血量较多,则说明清理范围大大超出光动力疗法治疗的深度,需立即停止。第 2 次照射能量以有效的肿瘤治疗为准,不超过首次照射的能量密度,切勿照射过量。

六、术后管理

1. 即刻观察病灶是否有色泽变化、水肿、坏死、表面出现白膜覆盖现象,术后 24 小时、2 周、1 个月、3~6 个月观察病灶是否有组织坏死、脱落现象,观察恢复情况。在每次随访中,对患者进行采访和检查,记录与光动力疗法治疗相关的症状和不良事件,并记录检查结果。

2. 治疗后 2 年内,应每 3~4 个月随访 1 次;3~5 年,每 6 个月随访 1 次;第 6 年开始每年随访 1 次。

随访内容包括详细询问病史、盆腔检查、阴道脱落细胞学检查、胸部 X 线片、血常规及宫颈鳞状细胞癌抗原(squamous cell carcinoma antigen, SCCA)、超声、CT 或 MRI 等。

七、疗效评价

同外阴癌疗效评价。

八、并发症及其处理

(一)光敏反应

一旦误接触阳光,皮肤最初主要表现为充血、红肿、辣痛,少数出现皮疹,重者可能出现脱皮、水疱,后期可出现色素沉着。应立即躲避阳光,用冷水湿敷发热红肿的部位,此后需避免阳光直射 2 周。对于出现皮疹者,可口服抗过敏药物,局部涂抹含激素类药物的药膏。对于明显肿胀、出现水疱者,为严重的光毒性反应,需静脉使用激素类药物、口服抗过敏药,避免接触阳光。

(二)发热

操作时注意保暖,一般治疗后 1~2 日体温在 37~38℃,可能为病变坏死的吸收热,可给予对症退热、抗感染等治疗。

(三)出血

注意光照时间及能量设定,及时止血,如压迫或使用止血药物进行止血。

(四)感染

可发生急性阴道炎、急性盆腔炎等,术后可预防性应用抗生素。

（五）疼痛

下腹隐痛一般可耐受，极少需要使用镇痛药，其中年轻患者疼痛程度较年长者明显。

（六）阴道粘连

可予阴道扩张棒或壳聚糖等预防粘连。

（七）宫颈粘连

可用扩宫棒分离粘连或壳聚糖等预防粘连。

（八）器官损伤

极少出现瘘，应及时修补损伤，选择患者行光动力疗法治疗时需严格把握适应证及禁忌证。

（九）远期并发症

如慢性盆腔炎、继发性不孕等。

第六节　典型病例分析

（一）病例1

患者，女性，29岁。因"阴道分泌物增多半年，体检发现宫颈病变5个月余"入院。患者平素月经规则，周期30日，经期6日，量中，无痛经。半年前无明显诱因出现阴道分泌物增多，色黄，无异味，未予特殊处理，5个月余前体检行液基细胞学检查（LCT）提示：ASCUS，HPV（＋）。入院行阴道镜检查＋活检提示1点、5点、8点和12点中5点和8点位置：鳞状上皮中、重度非典型增生（CIN Ⅱ、Ⅲ），且累及腺体伴HPV感染；1点位置：鳞状上皮CIN Ⅰ伴HPV感染，慢性宫颈炎。

13岁月经初潮，平素月经规则，周期30日，经期6日，量中，无痛经，已婚，28岁结婚，孕2产0流2，配偶体健。足月产0次，顺产0次，人工流产2次。妇科检查：外阴阴道发育正常，阴道见较多白色分泌物，宫颈肥大，重度糜烂，举痛阴性，子宫常大，双侧宫旁组织无增厚，弹性可，无缩短。

阴道镜病理活检提示1点、5点、8点和12点中5点和8点位置：鳞状上皮中、重度非典型增生（CIN Ⅱ、Ⅲ），且累及腺体伴HPV感染；1点位置：鳞状上皮CIN Ⅰ伴HPV感染，慢性宫颈炎；"宫颈管"送检黏液状物中，可见少许破碎、零乱的腺上皮，细胞分化好。

诊断：宫颈上皮内瘤变Ⅲ级（CIN Ⅲ）。

治疗经过：血卟啉注射液（喜泊分）皮试阴性后予2.5mg/kg剂量静脉注射。

2 日后行第一次光动力疗法治疗：患者取膀胱截石位，予低流量吸氧，全程监测生命体征。常规消毒外阴、阴道，铺无菌巾，窥阴器暴露宫颈，再次消毒阴道、宫颈。①卢戈氏碘液涂抹宫颈，点状光纤光源照射超出病变部位边缘 3~5mm，照射面积 12.56cm^2，输出功率为 2 000mW，照射时间 1 000 秒，照射能量 157.6J/cm^2；②拔出点状光纤，换柱状光纤（3cm 长度），插入宫颈 4cm 间断照射，照射面积 9.42cm^2，输出功率 1 500mW，照射时间 1 200 秒，照射能量 133.76J/cm^2。手术顺利，患者一般情况好，送入遮光病房。

术后第二日行第二次光动力疗法治疗：患者取膀胱截石位，予低流量吸氧，全程监测生命体征。常规消毒外阴、阴道，铺无菌巾，窥阴器暴露宫颈，再次消毒阴道、宫颈。①卢戈氏碘液涂抹宫颈，点状光纤分别照射 3、6、9、12 四个点，每点的照射时间 500 秒，照射面积 12.56cm^2，输出功率为 2 000mW，照射能量 78.82J/cm^2；②拔出点状光纤，换柱状光纤（3cm 长度），插入宫颈 3cm 间断照射，照射时间 1 200 秒，照射面积 9.42cm^2，输出功率为 1 500mW，照射能量 133.76J/cm^2。手术顺利，患者一般情况好，送入遮光病房。

随访：光动力疗法治疗后 3 个月行宫颈癌筛查 HPV 及 TCT 均未见明显异常。术后 13 个月顺利分娩单胎活婴。光动力疗法治疗后 15 个月行宫颈癌筛查 HPV 及 TCT 均未见明显异常（图 6-1）。

（二）病例 2

患者，女性，62 岁。因"宫颈病变 2 年"入院。患者 2 年前无明显诱因出现阴道分泌物增多，色黄，无异味，来院就诊。HPV（＋），行电子阴道镜检查提示宫颈上皮内瘤变，遂行 LEEP 治疗，术后病理 CINⅡ。后妇科门诊随诊，门诊 HPV 检查（＋），LCT 示非典型鳞状上皮（ASCUS），阴道镜检查提示，阴道壁 9 点位置中重度非典型增生（VaINⅡ~Ⅲ）。已绝经 15 年，已婚，27 岁结婚，孕 8 产 8 流 0，配偶健康。

妇科检查：外阴阴道发育正常，阴道见较多淡黄色分泌物，宫颈示 LEEP 术后改变，举痛阴性，子宫常大，双侧宫旁组织无增厚，弹性可，无缩短。

门诊 HPV 检查（＋），LCT 示非典型鳞状上皮（ASCUS），阴道镜检查提示，阴道壁 9 点位置中重度非典型增生（VaINⅡ~Ⅲ）。

诊断：阴道上皮内瘤变（VaINⅡ~Ⅲ）；LEEP 术后。

治疗经过：

血卟啉注射液（喜泊分）皮试阴性后予 2mg/kg 剂量静脉注射。

2 日后行第一次光动力疗法治疗：患者取膀胱截石位，予低流量吸氧，全程监测生命体征。常规消毒外阴、阴道，铺无菌巾，窥阴器暴露宫颈，再次消毒阴道、宫颈。①卢戈氏碘液涂抹阴道壁及宫颈，阴道壁 3 点位置处见一约 1.5cm×1.5cm 不着色区（距离左侧阴道穹隆 1cm），阴道壁 9 点位置处

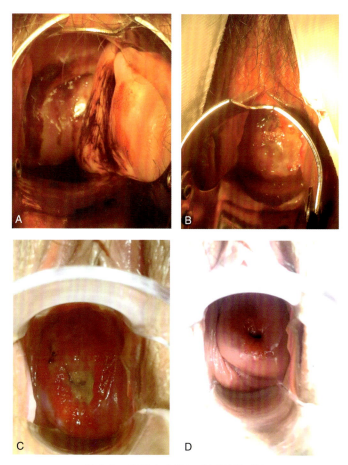

图 6-1　病例 1 术前与术后影像对比

A. 术前；B. 术后 24 小时；C. 术后 2 周；D. 术后 1 个月。

见一约 0.8cm × 0.7cm 不着色区（紧贴右侧阴道穹隆）；②柱状光纤（3cm 长度）紧贴阴道壁 3 点位置不着色区上半段及下半段分别照射 1 000 秒，照射面积 9.42cm²，输出功率 1 600mW，照射能量 120J/cm²；③柱状光纤（3cm 长度）紧贴阴道壁 9 点位置不着色区照射 1 000 秒，照射面积 9.42cm²，输出功率 1 600mW，照射能量 120J/cm²。手术顺利，患者一般情况好，送入遮光病房。嘱患者注意保暖。

　　术后第二日行第二次光动力疗法治疗：患者取膀胱截石位，予低流量吸氧，全程监测生命体征。常规消毒外阴、阴道，铺无菌巾，窥阴器暴露宫颈，再次消毒阴道、宫颈。窥阴器示宫颈及阴道壁水肿。①卢戈氏碘液涂抹阴道壁及宫颈，宫颈水肿脱皮处不着色，阴道壁 3 点位置见一约 1.5cm × 1.5cm 不着色区（距离左侧阴道穹隆 1cm），阴道壁 9 点位置见一约 0.8cm × 0.7cm 不着色区（紧贴右侧阴道穹隆）；②柱状光纤（3cm 长度）紧贴阴道壁 3 点位置不着色区上半段及下半段分别照射 1 000 秒，照射面积 9.42cm²，输出功率 1 600mW，照射能量 120J/cm²；③柱状光纤（3cm 长度）紧贴阴道壁 9 点位置不着色区照射 1 000 秒，照射面积 9.42cm²，输出功率 1 600mW，照射能量 120J/cm²。手术顺利，患者一般情况好，送入遮光病房。嘱患者注意保暖。

随访：光动力疗法治疗后 3 个月行筛查，HPV 阳性（其他 12 种亚型），TCT 示未见上皮内病变细胞和恶性细胞（NILM），予干扰素外用。光动力疗法治疗后 6 个月及 12 个月行筛查 HPV 及 TCT 均未见明显异常（图 6-2）。

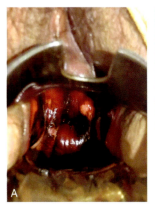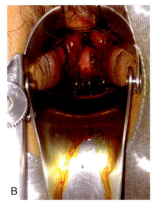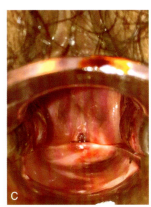

图 6-2　病例 2 术前与术后影像对比

A. 术前；B. 术后 24 小时；C. 术后 2 周。

（三）病例 3

患者，女性，53 岁。因"发现宫颈病变 8 个月余，全子宫术后 7 个月余，发现阴道病变 14 日"入院。患者已绝经 7 年余，8 个月余前体检，宫颈筛查发现 HPV16（+）；阴道镜 6 点和 11 点位置病理报告提示：CIN Ⅲ 和 CIN Ⅱ；45 日后因"CIN Ⅲ"行腹腔镜全子宫切除 + 双侧附件切除 + 盆腔粘连松解术。腹腔镜下，未见腹水，子宫萎缩偏小，双侧附件外观形态正常，肠管与左侧盆壁粘连，子宫前壁下段与膀胱粘连。术后标本示子宫内膜光滑，宫颈呈 LEEP 术后改变，双侧附件外观正常。术后无异常阴道流血、流液等不适。14 日前患者到外院体检，查 HPV16（+），LCT 示 ASCUS。遂行阴道镜活检，术后病理示"残端左角、残端右角、阴道壁 10 点位置和右侧阴道壁"：送检组织鳞状上皮呈中、重度非典型增生（VaIN Ⅱ、Ⅲ）。现患者为进一步诊治，门诊拟"VaIN Ⅱ、Ⅲ"收入院。患者发病来，无腹痛、腹泻，无腰酸、腰痛，无异常阴道流血，无肛门坠胀等不适。精神、饮食、睡眠好，大小便正常，体重无明显改变。糖尿病病史 20 多年病史，长期服用"二甲双胍 1 粒，三餐后"控制血糖,血糖控制情况不详。20 余年前于外院行"子宫下段剖宫产术";6 年前因"CIN Ⅲ"入院行 LEEP 术,术后病理不详;2 年前体检发现肺部结节,诊断考虑"高分化腺癌",外院行"右肺楔形切除术"(具体不详)。去年因"宫颈上皮内瘤变Ⅲ级"入院行"腹腔镜全子宫 + 双侧附件切除术 + 盆腔粘连松解术"。自诉对"氨苄西林"过敏。现已绝经 7 余年,否认绝经后不规律阴道流血、流液;已婚,配偶体健。孕 3 产 1,足月剖宫产 1 次,人工流产 2 次,末次妊娠 22 年前,末次分娩时间 22 年前,现存 1 子,体健。父母有"糖尿病"病史。

妇科检查:外阴阴道发育正常,子宫及双侧附件缺如。

阴道镜活检,术后病理示"残端左角、残端右角、阴道壁 10 点位置和右侧阴道壁":送检组织鳞状上皮呈中、重度非典型增生(VaIN Ⅱ、Ⅲ)。

诊断:VaIN Ⅲ;2 型糖尿病。

治疗经过:

血卟啉注射液(喜泊分)皮试阴性后予 2mg/kg 剂量静脉注射。

2 日后行第一次行光动力疗法治疗:患者取膀胱截石位,予低流量吸氧,全程监测生命体征。常规消毒外阴、阴道,铺无菌巾,窥阴器暴露残端,再次消毒阴道、残端。①卢戈氏碘液涂抹阴道,点状光纤光源照射残端超出病变部位边缘 3~5mm,照射面积 12.56cm²,选择输出功率 2 000mW,测试实际输出功率 1 900mW,照射时间 1 200 秒,照射能量 181.5J/cm²,残端左、中、右各照射一次,照射点彼此交叉 0.5cm;②拔出点状光纤,换柱状光纤(3cm 长度),插入阴道间断照射,照射面积 9.42cm²,输出功率 1 500mW,测试实际输出功率 1 050mW,照射时间 1 500 秒,照射能量 167J/cm²,阴道上、中、下段各照射一次,照射点彼此交叉 0.5cm。手术顺利,患者一般情况好,送入遮光病房。

术后第二日行第二次光动力疗法治疗:患者取膀胱截石位,予低流量吸氧,全程监测生命体征。常规消毒外阴、阴道,铺无菌巾,窥阴器暴露残端,再次消毒阴道、残端。①卢戈氏碘液涂抹阴道,点状光纤光源照射残端超出病变部位边缘 3~5mm,照射面积 12.56cm²,选择输出功率 2 000mW,测试实际输出功率 1 840mW,照射时间 1 000 秒,照射能量 146.5J/cm²,残端左、中、右各照射一次,照射点彼此交叉 0.5cm;②拔出点状光纤,换柱状光纤(4cm 长度),插入阴道间断照射,照射面积 12.56cm²,选择输出功率 2 000mW,测试实际输出功率 1 400mW,照射时间 1 000 秒,照射能量 111.46J/cm²,阴道上、下段各照射一次,照射点彼此交叉 0.5cm。手术顺利,患者一般情况好,送入遮光病房。

随访:光动力疗法治疗后 3 个月行筛查,HPV16(+),TCT 示 NILM,予干扰素外用治疗。光动力疗法治疗后 6 个月行筛查 HPV16(+),TCT 示 ASCUS。阴道镜活检病理结果示"左 + 右侧阴道壁"送检组织呈慢性炎改变。处理:重组人干扰素 α2b 阴道泡腾胶囊(80 万 U/ 粒 ×4 粒 / 盒)8 盒,每日一次,外用。治疗后14个月复查:HPV16(+),TCT示NILM,阴道镜活检病理未见异常(图6-3)。

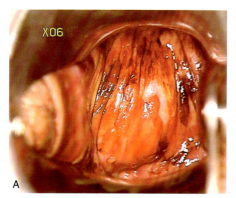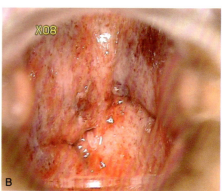

图6-3 病例3术前与术后影像对比

A. 术前;B. 术后24小时。

(李瑞珍)

参 考 文 献

[1] ELL C, GOSSNER L, MAY A, et al. Photodynamic ablation of early cancers of the stomach by means of mTHPC and laser irradiation: preliminary clinical experience. Gut, 1998, 43 (3): 345-349.

[2] 蔡伟名,哈献文,张逎武,等. 光动力疗法治疗恶性肿瘤的疗效和适应证. 中华肿瘤杂志, 1990, 12(1): 69-71.

[3] 孙振权,罗国仪. 不同光源进行光动力学治疗鼻咽癌的探讨(附137例分析). 中华肿瘤杂志, 1992, 14(4): 290-292.

[4] 焦志友,张大岐,陈山,等. 光动力疗法治疗和预防膀胱癌. 中华肿瘤杂志, 1992, 14 (5): 379-381.

[5] MCCAUGHAN J S Jr. Survival after photodynamic therapy to non-pulmonary metastatic endobronchial tumors. Lasers Surg Med, 1999, 24(3): 194-201.

[6] NSEYO U O, DEHAVEN J, DOUGHERTY T J, et al. Photodynamic therapy (PDT) in the treatment of patients with resistant superficial bladder cancer: a long-term experience. J Clin Laser Med Surg, 1998, 16(1): 61-68.

[7] ARSEN'EV A I, KANAEV S V, BARCHUK A S, et al. Use of endotracheobronchial surgery in conjunction with radiochemotherapy for advanced non-small lung cancer. Vopr Onkol, 2007, 53(4): 461-467.

［8］ACKROYD R，BROWN N J，DAVIS M F，et al. Photodynamic therapy for dysplastic Barrett's oesophagus：a prospective，double blind，randomised，placebo controlled trial. Gut，2000，47（5）：612-617.

［9］PARK Y K，PARK C H. Clinical efficacy of photodynamic therapy. Obstet Gynecol Sci，2016，59（6）：479-488.

［10］MUROYA T，SUEHIRO Y，UMAYAHARA K，et al. Photodynamic therapy（PDT）for early cervical cancer. Gan To Kagaku Ryoho，1996，23（1）：47-56.

［11］CHOI M C，JUNG S G，PARK H，et al. Fertility preservation by photodynamic therapy combined with conization in young patients with early stage cervical cancer：a pilot study. Photodiagnosis Photodyn Ther，2014，11（3）：420-425.

［12］CHOI M C，KIM M S，LEE G H，et al. Photodynamic therapy for premalignant lesions of the vulva and vagina：A long-term follow-up study. Lasers Surg Med，2015，47（7）：566-570.

［13］ISTOMIN Y P，LAPZEVICH T P，CHALAU V N，et al. Photodynamic therapy of cervical intraepithelial neoplasia grades Ⅱ and Ⅲ with Photolon. Photodiagnosis Photodyn Ther，2010，7（3）：144-151.

［14］CHOI M C，JUNG S G，PARK H，et al. Photodynamic therapy for management of cervical intraepithelial neoplasia Ⅱ and Ⅲ in young patients and obstetric outcomes. Lasers Surg Med，2013，45（9）：564-572.

［15］YAMAGUCHI S，TSUDA H，TAKEMORI M，et al. Photodynamic therapy for cervical intraepithelial neoplasia. Oncology，2005，69（2）：110-116.

［16］王洪武，金发光，邹珩. 呼吸道肿瘤光动力治疗临床应用中国专家共识. 中华肺部疾病杂志（电子版），2019，12（4）：409-415.

［17］王洪武. 光动力治疗操作技术规范. 北京：科学技术文献出版社，2020.

第七章

光动力疗法治疗皮肤肿瘤

第一节　概　　述

伴随着人口老龄化时代的到来，皮肤肿瘤的发病率在全球内逐年增多，其中以光线性角化病（actinic keratosis，AK）、基底细胞癌（basal cell carcinoma，BCC）、鲍恩病（Bowen disease，BD）、鳞状细胞癌（squamous cell carcinoma，SCC）等非黑素性皮肤癌较为常见。老年患者皮肤肿瘤好发于头面部等暴露部位，病灶常多发，尤其是侵袭性肿瘤和多发癌前病变并存或陆续出现，同时老年人基础疾病多，对于无创及微创治疗存在需求，并同样期望保留功能和保持美观。5-氨基酮戊酸光动力疗法（ALA-PDT）是一种近乎无创的药械联合治疗方法，其对皮肤浅表肿瘤疗效确切，且安全性好、可重复进行、不存在耐药性问题，尤其在面容及器官功能保留方面优于手术和冷冻等治疗，并对肿瘤复发和新发有一定预防效果。

加拿大学者 Kennedy 于 1990 年首先报道 ALA-PDT 成功用于治疗皮肤恶性肿瘤，从而引起国内外学者和专家的广泛关注。Harth 于 1998 年报道将 ALA-PDT 应用于基底细胞癌、鳞状细胞癌、鲍恩病等皮肤肿瘤的治疗，均取得了良好的疗效。早在 1996 年，徐世正教授在国内首次采用光动力成功治疗原位鳞癌患者，1999 年他将光动力疗法应用于皮肤基底细胞癌、鳞状细胞癌，也取得良好疗效。此后，ALA-PDT 在皮肤肿瘤中逐渐得到广泛应用。2000 年，美国 FDA 批准光动力用于治疗光线性角化病。欧洲亦批准用于治疗光线性角化病、原位鳞癌及浅表的基底细胞癌。光动力疗法治疗皮肤肿瘤已写入国内外光动力疗法治疗指南及共识。应用光动力疗法治疗老年人皮肤肿瘤，除了直接清除肿瘤亦可用于联合治疗及肿瘤姑息治疗等。

1981 年国产光敏剂研制成功后，北京同仁医院率先使用国产光敏剂和国产光源成功治疗首例皮肤癌，开启了光动力疗法在国内临床应用的发展历程。在探索治疗各种肿瘤的同时，我国还将光动力疗法的临床应用从恶性疾病扩展到多种良性疾病，如 20 世纪 90 年代初由中国人民解放军总医院研究发明的血管靶向光动力疗法治疗鲜红斑痣和近年来用于治疗消化道黏膜微血管病变,通过学习并引进国外体表给药技术治疗尖锐湿疣、痤疮等。随着国内外基础研究的深入及新型光敏剂、光源的开发,具有精确靶向特性的光动力疗法已经广泛应用于实体肿瘤、癌前病变、皮肤黏膜病变、血管疾病、眼科和牙科疾病等多个临床领域,积累了丰富的临床经验。

第二节　光动力疗法机制

光动力疗法是一种药械联用技术,一种新兴的、非侵入性的治疗方式,光敏剂、特定波长的光源及内源性分子氧协同作用选择性杀死癌细胞或微生物,涉及给药和照光两个步骤。

一、光敏剂

从 1867 年发现血卟啉的荧光属性到 1912 年 Meyer-Betz 发现血卟啉对人体皮肤的作用,经历了半个世纪之久。1912 年德国慕尼黑大学医学院的住院医生 Meyer-Betz 发现血卟啉可导致人体皮肤发生光敏反应,这是该领域人类前进的第一步。自此,卟啉类物质被发现的 1 个世纪之后,光敏剂迎来了井喷式发展。

第一代光敏剂主要是血卟啉衍生物(HpD)的混合制剂,在欧美和亚洲多国获得多种肿瘤适应证批证,后续进入中国。第二代光敏剂具有成分和结构明确、光敏化作用强、排泄较快等特点。顾瑛等进行了临床应用研究,起初用于治疗肿瘤,但目前主要用于治疗鲜红斑痣。

小分子药物 5-氨基酮戊酸(ALA)配制成霜剂,以外源性物质形式进入人体后,能被增生活跃的细胞选择性吸收,一般情况下,皮肤癌或癌前病变患者癌细胞较为活跃,所以 ALA 多为癌细胞吸收与积累,在癌细胞中转化为强光敏活性物质,从而能够起到准确定位作用。ALA 本身不具有光敏性,是体内合成光敏剂原卟啉IX的无光毒性前药。在光敏剂使用后,患者需避光约 4 小时,使癌细胞能选择性聚集,ALA 具有低毒性,代谢较快,能起到诱导癌细胞凋亡的作用,配合光动力疗法治疗,在临床治疗的准确性与有效性上均较高。局部应用 ALA 和甲基酯的光动力疗法已被广泛认为是治疗光线性角化病、表浅性基底细胞癌和鲍恩病的有效治疗方法。但是,不建议用于治疗已有深部浸润的基底细胞癌,因为光敏剂的低渗透性是光动力疗效的一个限制因素。这些因素可以造成皮损部位原卟啉IX的量发生实质性变化。

第三代光敏剂可以解决生物相容性问题,且一般具有分子识别功能,可通过某种具有生物学性质的物质与第二代光敏剂结合,提高其靶向性。具有靶向性的光敏剂一般可分为:①免疫靶向光敏剂,是将光敏剂与特定肿瘤细胞的单克隆抗体结合起来,使之对肿瘤细胞表面的抗原具有靶向作用。②表皮生长因子受体靶向光敏剂,表皮生长因子的异常表达常见于头颈部的口腔癌和早期肿瘤,与相应受体结合,可特异性地靶向癌细胞。金菲萍等的研究结果表明 ALA 可与食管癌细胞表皮生长因子结合,对癌细胞有较大的杀伤力。③低密度脂蛋白靶向光敏剂,是将光敏剂与血清蛋白结合以提高靶向性,适合输送疏水性光敏剂。④钛靶向光敏剂,是将光敏剂与胰岛素和转铁蛋白等多肽结合,提高肿瘤细胞对光敏剂的特异吸收。⑤mRNA 靶向光敏剂,通过反义寡核苷酸和 mRNA 的特异性结合,达到靶向性。

二、光源和光传输

光源的选择主要考虑三个因素:①要与光敏剂的吸收光谱相匹配;②要有一定的输出功率,并能有效地传输到病灶部位;③光斑的光强分布均匀。根据治疗部位的特殊需要可选择相干光源,即激光(波长单一,激发光敏剂的效率和组织的穿透深度均较非相干光源优越)或非相干光源,如发光二极管(LED)等。由于 LED 技术的发展,其价格远低于激光,近年有用于体表光动力疗法的国产 LED 光源进入临床。临床上光动力疗法应用了不同波长的激光光源(表 7-1)。另外,高功率 KTP 激光与染料调制系统的组合也可

表 7-1 光动力疗法的激光光源

激光器种类	波长 /nm
氪激光	413
溴化亚铜激光	510.6, 578.2
铜蒸气激光	510.6, 578.2
氩离子激光	488.0, 514.5
磷酸钛氧钾(KTP)	532
倍频脉冲钇铝石榴石(YAG)泵浦燃料激光	630
金蒸气激光	627.8
He-Ne 激光	632.8
氩离子泵浦燃料激光	630
半导体激光	330~1 660
全固态激光	177~5 000

产生高输出功率的长波长单色光,也是一种理想的光动力疗法光源。长脉冲泵浦染料激光(LP-PDL)也可用于光动力疗法。目前,各种波长的半导体激光器已逐步成为国内外激光医疗设备的主流。此外,在国家"863计划"支持下,我国自主创新的全固态激光光动力疗法治疗鲜红斑痣系统也已应用于临床。

三、氧合作用

照光时组织细胞中的分子氧含量、血氧饱和度和靶组织的微环境等都对疗效有直接影响。乏氧的肿瘤细胞对光动力治疗的敏感性降低;另一方面,光动力反应是个耗氧过程,靶组织细胞的氧分压是维持光动力反应的必要条件。评估和实时检测靶组织的氧分压对光动力疗法有指导作用。目前的评估方法大致可以分为直接和间接测定两类,直接测定方法包括氧敏感探针法等,均为有创性检查。MRI和PET等无创间接测定方法仍是当前研究的热点。

四、剂量

国内外目前仍采用经验剂量,尽管根据患者和病灶情况,临床医生凭个人经验对治疗参数(如光敏剂剂量、给药至照光时间间隔、波长、功率密度、照光时间、治疗间隔等)进行些小范围的调整,但精确量化光动力剂量,并根据患者的实际情况对剂量进行实时监测和优化,仍是目前的研究热点。在临床治疗中采集相关的间接剂量参数,建立各种适应证的光动力效应的量效关系很有意义。光动力剂量可通过以下几种方法进行估算。

1. **显式剂量法**　通过直接测量靶组织中的光敏剂浓度、功率密度、组织光学参数和组织氧分压,借助数学模型推算剂量。

2. **隐式剂量法**　通过检测光敏剂的光漂白特性来间接评估所产生的单态氧量,推算对靶组织的光动力作用剂量。

3. **组织的生物效应响应剂量法**　通过监测细胞组织坏死的范围,微血管和血流速度的变化,以及细胞的存活率等,定性或定量评估组织的生物学响应。

4. **直接剂量法**　通过估算和测量单态氧产额(如检测其在1 270nm的弱发光)来评估光动力剂量的量效关系。

第三节 光动力疗法在皮肤肿瘤中的应用

皮肤肿瘤传统治疗方法易造成患者容貌、结构和功能等不同程度的损伤,因此局部无创或微创治疗成为研究热点。由于光动力疗法体表给药和体表照光方便可行,临床疗效确切,而且具有保存器官及容貌的优点,患者易于接受,特别对面部、会阴等特殊部位组织结构的保护和美容效果是传统治疗手段所无法比拟的。体表恶性肿瘤也是光动力疗法最早开始治疗的病种之一。对于非黑素性皮肤癌浅表病灶,基于体表敷用 ALA 的体表光动力疗法有很多优势,特别是对浅表的基底细胞癌(BCC)治疗效果很好,结节性 BCC 次之,色素性 BCC 效果差。对于深度不详的鳞状细胞癌(SCC)则要慎重。对于较厚或较深的肿瘤组织,体表用药联合系统用药也能获得更理想的疗效。由于有色组织的透光有限,光动力疗法是否适合皮肤恶性黑色素瘤尚有争议。刘慧龙等采用静脉注射血卟啉衍生物(HpD)5mg/kg,6~72 小时后以金蒸气激光或半导体激光照光(功率密度 120~150mW/cm²,能量密度 120~200J/cm²),6 例恶性黑色素瘤病例的总有效率达 100%,1 例随访 6 年未见复发[1]。朱菁等报道体表 ALA 联合静脉注射小剂量血卟啉衍生物治疗恶性黑色素瘤的效果则不理想,所以黑色素瘤需谨慎选择[2]。

一、基底细胞癌

基底细胞癌(basal cell carcinoma, BCC)好发于面颈部,尤以鼻部、眼睑及颊部最为常见。通常单发,亦有发生数个甚至多个者,其特点是发展缓慢,很少发生转移,恶性程度低。早期常表现为局部皮肤略隆起,呈针头至绿豆大,半球形蜡样或半透明结节,质硬,表皮菲薄,伴有毛细血管扩张,表面或伴有小而浅的糜烂、溃疡及结痂。自觉无疼痛或有压痛。经数月或数年后,表面出现鳞片状脱屑,以后反复结痂、脱屑、溃烂、渗血。当病灶继续增大时,中间形成浅表溃疡,其边缘似虫蚀样损害。基底细胞癌发生在鼻翼、耳郭,可破坏软骨引起畸形。发生在头皮者,可以累及硬脑膜,引起颅脑症状等。基底细胞癌发生在颜面部,肿瘤较大、侵袭较深或者破坏鼻翼软骨等原因导致容貌改变,给患者的心理造成极大伤害。

首选的治疗手段是手术切除,但发生于特殊解剖部位的基底细胞癌因皮损面积大或多发而难于手术,或术后影响美容或患者年龄偏大无法耐受手术等,光动力疗法单用或联合手术是一种较好的替代治疗方案。光动力疗法可作为浅表型基底细胞癌及侵袭深度 <2mm 的结节型基底细胞癌的临床治疗方法,具有与手术疗法相当的疗效,且美容效果更佳,推荐等级 A 级,循证

医学证据Ⅰ级。其他类型基底细胞癌建议首选手术治疗,部位特殊、肿瘤多发、无法耐受手术或对美容要求高的基底细胞癌患者也可尝试使用光动力疗法治疗。1981年北京同仁医院朱平和邹进等率先治疗首例下眼睑基底细胞癌。Fink-Puches[3]应用20%的ALA后暴露于可见光或长波紫外线,对95例浅表基底细胞癌进行治疗,82例完全缓解。目前研究认为,光动力疗法更适用于皮损面积较大、多发的浅表基底细胞癌。Lu等[4]采用术后联用光动力疗法,对32例基底细胞癌术后给予3次光动力疗法治疗,随访半年及1年均无复发。Wang等[5]对光动力疗法治疗基底细胞癌进行了系统回顾和荟萃分析,分析了8项研究1 583例患者,证明光动力是治疗基底细胞癌的一种有效方法,比冷冻治疗和药物治疗等更有效;尽管它比手术切除效果较差,但是光动力疗法具有损伤小和美容的优点。但是Arits等[6]开展了一项单盲、非劣效性、随机对照的研究,共202例患者接受光动力疗法治疗,198例外用咪喹莫特,201例接受氟尿嘧啶外用,随访1年。结果提示12个月的肿瘤清除率光动力组为72.8%、外用咪喹莫特组83.4%、外用氟尿嘧啶组80.1%差异有统计学意义,表明皮肤基底细胞癌的治疗中,外用氟尿嘧啶和咪喹莫特优于光动力疗法等。尽管光动力在治疗基底细胞癌中并不是最有效的手段,但至少可以弥补其他治疗的不足,联合光动力疗法治疗可以使基底细胞癌患者获益更多。

二、鲍恩病与鳞状细胞癌

鲍恩病(Bowen disease, BD)是一种局限于表皮内的原位鳞状细胞癌,又称原位鳞状细胞癌,为发生于皮肤或黏膜的表皮内鳞状细胞癌。多见于中年以上人群,可发生在身体任何部位,以头面部、四肢居多,往往表现为孤立性、界限清楚的暗红色斑片,表面常有结痂和渗出。典型皮损呈逐渐增大的圆形或不规则红色斑片或斑块,界清,表面多有鳞屑和结痂。进展缓慢,数年不等,5%~10%可演变为鳞癌。单个皮损可手术、激光或者冷冻治疗,皮损小,数目不多使用5-氟尿嘧啶软膏也有效果。光动力疗法治疗鲍恩病主要用于不能耐受手术,或因特殊部位手术切除后影响美观和功能等原因不适宜或不愿接受手术,并愿意承担保守治疗相应风险的病例,推荐等级A级,循证医学证据Ⅰ级。治疗前需多点病理活检明确诊断,排除侵袭性鳞状细胞癌,并进行全身系统检查排除转移的可能。对于直径>2cm的皮损,不推荐光动力疗法作为首选。若6次治疗后皮损清除率未超过50%,建议更换治疗方法。关于光动力对鲍恩病的治疗,国内外均有治疗成功病例的报道。

鳞状细胞癌(squamous cell carcinoma, SCC)是好发于中老年人的常见皮肤肿瘤之一,是发生在表皮或附件细胞的恶性肿瘤。癌细胞有不同程度的角质化。它通常存在于鳞状上皮覆盖的区域,如皮肤、口腔、唇、食管、宫颈、阴道等。此外,虽然没有覆盖支气管、膀胱和肾盂等部分的鳞状上皮,但是鳞状细胞癌可以通过鳞状化生形成。先为红色的硬结,以后逐渐发展为斑块,表面常有溃疡结痂,有时能形成结节或乳头状肿物,若继发感染则可有脓性分泌物,伴恶臭,如发生转移则相应的淋巴结可有肿大,其他的症状也可以有轻微的瘙痒或痛感。皮肤鳞状细胞癌早期就可以表现出癌性溃疡,这种癌性溃疡通常是继发于慢性溃疡或者慢性窦道的开口,或者有瘢痕的地方引起的溃疡长时间不愈演变而来,呈现菜花状,边缘隆起不规则,底部不平等,容易出血,常常因为感染而导致局部恶臭。另外,局部有浸润的现象及手术淋巴结的转移征象。由于鳞状细胞癌恶性度较高并有侵袭和转移倾向,应用光动力疗法治疗鳞状细胞癌的资料远没有光动力疗法治疗基底细胞癌多。首选手术治疗,但对于早期微灶浸润型、发病部位特殊、多发、传统治疗困难的高分化鳞状细胞癌,可以考虑光动力疗法治疗,推荐等级 B 级,循证医学证据 Ⅱ 级。光动力疗法亦可用于鳞状细胞癌手术切除后的巩固治疗,以进一步清除潜在微小病灶。此外,光动力疗法还可用于其他治疗方法不宜实施或无效的晚期鳞状细胞癌的姑息性治疗,以提高患者生活质量。光动力疗法治疗鳞状细胞癌后应严格密切随访。Fink-Puches 的研究报道中,应用 20% 的 ALA 对 35 例浅表鳞状细胞癌进行治疗,19 例完全缓解[3]。Rosin 对口腔鳞癌细胞进行光动力疗法治疗,光动力疗法治疗通过减少体内原卟啉Ⅸ合成和激活氧化应激等信号通路对细胞凋亡和细胞增殖产生影响,从而达到治疗鳞状细胞癌的作用[7]。进一步的机制研究表明,在对皮肤鳞状细胞癌细胞进行光动力疗法治疗时,MAPK 信号通路的抑制作用增强而诱导细胞凋亡。

三、光线性角化病

角层中角质蛋白形成的过程称为角化,是从细胞蛋白质转化为理化性质完全不同的角蛋白的过程。角化过程包括胞质的原纤维性变及胞质、胞核的分解与消失。光化性角化病(actinic keratosis, AK)是由长期日光照射或电离辐射刺激导致的表皮角化过度为主的疾病,是日光长期暴晒损伤皮肤引起的一种常见的上皮组织癌前病变,亦称日光性角化病或老年性角化病,是最常见的一种上皮性癌前皮肤病变,其引起的皮疹多见于面部、手背、前臂等。好发于中年以上的男性,暴露部位多见。临床以棕红或黄色扁平丘疹或斑块为主要表现,少数可转变为鳞状细胞癌,但转移极为罕见。单发者可局部药物治疗或物理治疗;疑有恶变时宜早期手术切除。治疗的关键是早诊断、早治疗,以预防恶变和转移。由于光化性角化病好发于头面部等暴露部位,去除皮损的同时还需要兼顾美容效果。光动力疗法治疗光化性角化病治愈率高,复发率低,美容效果好,可作为光化性角化病的首选治疗方法之一,推荐等级A级,循证医学证据I级。Szeimies等[8]于1996年用ALA介导光动力疗法治疗光化性角化病,具有良好疗效,且未见明显不良反应。此后,大量研究表明,光动力疗法治疗光化性角化病安全有效且副作用小。国内胡瑜霞等[9]的一项研究讨论了光动力对71例光化性角化病患者的治疗效果,结果发现光动力疗法治疗3~5次,63例得到了完全缓解,8例部分缓解。其中小皮损组和大皮损组、单发损害组和多发损害组完全缓解率未见明显差异。

四、蕈样肉芽肿

蕈样肉芽肿(mycosis fungdes,MF)又称蕈样霉菌病,是起源于记忆性辅助T细胞的低度恶性的皮肤T细胞淋巴瘤。病程呈慢性渐进性,初期为多种形态的红斑和浸润性损害,以后可发展为肿瘤,晚期可累及淋巴结和内脏。蕈样肉芽肿具有病程较长、恶性度较低的特点。根据不同分期,可应用光疗、化疗等多种不同的治疗方法。不同时期蕈样肉芽肿表现各异,M蕈样肉芽肿临床上主要表现为三期皮损:斑片期、斑块期和肿瘤期。蕈样肉芽肿临床进展十分缓慢,往往历经数年甚至数十年。早期表现为非特异性湿疹样或银屑病样皮损。在确诊之前,往往容易被误诊,需要经历多次活检。皮损从开始发生到确诊,平均时间为4~6年。但也有短则数月或长达50年才确诊的案例。斑片期特征性皮损为大小不等的红斑,伴有轻度脱屑,有时出现不同程度的萎缩及皮肤异色病样改变。皮肤异色病样改变指皮肤的同一片区域内,同时出现红色、白色、黑色三种颜色:红色代表毛细血管扩张,白色代表色素减退或皮肤萎缩,黑色代表色素沉着。早期的皮损好发于臀部及躯干和四肢的非暴露部位,随疾病的进展,皮损发展呈浸润性红棕色的鳞屑性斑块,皮损缓慢增大,形成环状或多环状及典型的马蹄形状。部分患者皮损停留于斑块期,可数年不进展,但部分患者会进展到肿瘤期。肿瘤期可同时出现斑片、斑块及肿瘤多种皮损,肿瘤表面可继发溃疡,还有一小部分患者可进展为红皮病型,即全身皮肤潮红甚至脱屑。该病是否会侵犯其他器官与皮损的类型及严重程度有关,局限型斑片或斑块的患者极少出现其他器官的受累;而红皮病型或者肿瘤期的患者则比较容易出现其他器官的受累,其中淋巴结受累最为常见,其他任何器官均可受累,但骨髓极少受累。目前,光动力疗法主要应用于局限型斑块性蕈样肉芽肿。

目前,光动力疗法已经广泛应用于基底细胞癌、乳房外佩吉特病、鲍恩病、鳞状细胞癌、光线性角化病、蕈样肉芽肿等肿瘤性皮肤病的治疗。光动力疗法皮肤肿瘤治疗优势包括：①适合皮肤病的局部治疗特点。皮肤肿瘤主要位于体表及皮肤黏膜部位，局部采用光动力疗法治疗，毒性小，避免全身用药产生的不良反应。②选择性破坏病变组织。ALA 仅被病变组织细胞选择性吸收，周围正常组织吸收较少，选择性杀伤肿瘤细胞或增生旺盛细胞，对周围组织几乎无损伤。③安全、可重复治疗。光动力疗法安全性好，患者耐受性好，不影响机体整体健康，可多次重复治疗。④不良反应少。对一般情况差、年迈体弱等不能耐受手术等传统治疗的患者，光动力是一种有效缓解症状、控制和稳定病情、提高生活质量的姑息性治疗手段。⑤有一定肿瘤预防作用。可有效清除潜在的微小病灶，改善预后，以防复发。光动力疗法已逐渐被证实具有疗效好、选择性高、损伤小、副作用小、无耐药性等特点，可与其他治疗方法联合使用，具有广阔的应用前景。

五、皮肤肿瘤诊断

光动力疗法的发展，对浅表的癌症提供有力的治疗手段的同时也推动着光动力荧光诊断（photodynamic fluorescence diagnosis，PDD）的研究。荧光诊断是指应用激光诱发荧光（laser induced fluorescence，LIF）进行肿瘤诊断。肿瘤组织能选择性地吸收光敏物质并富集，而正常组织对光敏物质吸收较少，故在一定时间内，肿瘤组织中光敏剂的浓度高于周围正常组织，从而在肿瘤组织中可见一定波长的特征性的红色荧光，其强度明显高于自体荧光，从而更容易区分正常组织与癌组织。光敏剂是光动力荧光诊断的重要因素，通常光动力荧光诊断中所用的光敏剂是人体中血红素合成过程中的基本原料，易于渗透入异常角蛋白组织或增生活跃的组织。在光动力荧光诊断过程中，光敏剂首先在细胞中酶的催化下生成一种高效光敏剂原卟啉Ⅸ（protoporphyrin Ⅸ，Pp Ⅸ），原卟啉Ⅸ在亚铁螯合物酶的作用下与 Fe（Ⅱ）结合成血红素。在肿瘤中原卟啉Ⅸ因无法转变成血红素而大量累积，而正常组织中只有极少的原卟啉Ⅸ积累并且排泄更快，这样造成肿瘤中原卟啉Ⅸ的浓度显著高于正常组织。物质分子受到激光激发后从基态跃迁到激发态，激发态的分子不稳定容易失电子释放能量，一部分处于激发态的分子在下降到基态的过程中，以光子形式释放出其所吸收的能量。因激发态分子在下降到基态时丧失掉一部分能量，故激发光的波长比荧光波长稍短一些。生物组织如增生活跃性组织与正常组织在某些物质的含量上有差异，在受到特定波长的激光激发后，发射出的荧光也就会不同，从而可根据荧光光谱形态和强度的不同将肿瘤组织区分出来，即肿瘤的荧光诊断，同时可在特定波长激光照射下产生具有细胞毒性的单态氧杀死肿瘤细胞。皮肤肿瘤中常用 ALA 来进行光动力诊断和治疗,光源的合理选择对光动力疗法治疗和荧光诊断十分重要,ALA 等卟啉类光敏剂在 405nm 处具有最强的吸收峰并且有很好的荧光效应,通常将 405nm 波长的半导体激光用作光动力荧光诊断的激发光光源。光敏剂的荧光光谱往长波方向有更小的吸收峰,其中在 633nm 处于生物组织的较大的透光区,对人体有很大的穿透深度,因此现在多用其作为光动力疗法的激发波长。而在 405nm 的光激发下,肿瘤组织能够产生红色荧光,主要是在 633nm 和 690nm 两个波长处有较强荧光峰,其中 633nm 处的荧光强度较强便于测量,可以用作荧光诊断和荧光成像的探测波长。光动力疗法所使用的激光波长 633nm ± 10nm,功率密度 20~100mW/cm^2。治疗时功率密度为 80~100mW/cm^2。治疗后即刻用 405nm 波长、最大输出功率为 1W 连续输出的激光照射,传导光纤用于激发光的传输,通过滤波片,再次用相机拍摄此时肿瘤区域的荧光现象。

荧光成像用于皮肤肿瘤的诊断受到广泛关注,可以通过荧光范围大致判断出肿瘤的边界。光动力荧光诊断技术在一些常见的较浅的肿瘤诊断中具有损伤极小、实时动态监测的优点。为了掌握所诊疗组织内药物信息变化情况,通过激光诱发光敏剂产生特征性荧光可以作为诊断皮肤恶性病变的一个判断依据。

第四节　光动力疗法治疗流程

一、皮损预处理

临床操作时,采用 ALA 局部经皮给药,给药前推荐对皮损进行预处理以增强 ALA 的透皮吸收效率。可根据皮损类型及病变特点选择适宜的预处理方案。

1. **普通预处理方案**　清洁皮损表面,去除油脂、污垢、皮屑等,如采用洁面乳和温水清洁面部皮肤,采用聚维酮碘和 0.9% 氯化钠溶液清洁并消毒皮损及其周边 5cm 区域。

2. **强化预处理方案**　采用刮匙、CO$_2$ 激光等物理方法去除过度增生的表层皮损,或采用梅花针叩刺、滚轮微针、点阵激光等提高 ALA 的透皮吸收效率。

二、光敏剂使用

我国批准上市的 ALA 是一种散剂,可根据需要分别用基质乳膏、热敏凝胶或注射用水配制成 ALA 乳膏、凝胶或溶液 3 种剂型外敷给药。此外,临床给药时 ALA 用量和浓度均为重要指标。ALA 乳膏和凝胶的用量由敷药面积及厚度决定,推荐敷药面积覆盖皮损周边 0.5~1cm,敷药厚度 1mm。若采用 ALA 溶液外敷,可将其浸润于无菌脱脂棉球或无菌纱布上一次性给药或在 2 小时内分多次完成给药。

ALA 浓度可按照质量分数公式(ALA 质量 / 总质量)计算。如:

配制 10% ALA 乳膏,可将 0.118g 外用 ALA 散(规格 0.118g/ 瓶)溶解于 0.200ml(0.200g)注射用水后加入预先称量好的 0.862g 基质乳膏,所得 ALA 乳膏百分比:0.118g/(0.118+0.200+0.862)g=10%。

若配制 5% ALA 凝胶,可将 0.118g 外用 ALA 散溶解于预先称量好的 2.242g 凝胶,所得 ALA 凝胶百分比:0.118g/(0.118+2.242)g=5%。

若配制 20% ALA 溶液,可将 0.118g 外用 ALA 散溶解于 0.472ml(0.472g)注射用水,所得 ALA 溶液百分比:0.118g/(0.118+0.472)g=20%。

配制后的 ALA 稳定性较差,故临床应用时需新鲜配制,4℃冷藏,保存时间不宜超过 4 小时。

三、光源及照光参数

光动力疗法传统的激发光源主要有红光(波长 630~635nm)和蓝光(波长 410nm 左右)。我国皮肤科多使用红光作为照射光源,常用的光源发射器有半导体激光器、氦氖激光器、发光二极管(LED)光源等。腔道内病变推荐采用带有光纤的半导体激光、氦氖激光器或特制用于腔道的 LED 光源,对于体表多发、面积广泛的病变推荐采用照射光斑大的 LED 光源。此外,日光作为一种复合光,亦可作为光动力的激发光源。以日光为激发光源的光动力被称为日光光动力疗法(DL-PDT),主要用于Ⅰ~Ⅱ级光线性角化病的治疗。日光波长涵盖原卟啉Ⅸ的多个吸收峰,可在多个波段持续性激活原卟啉Ⅸ产生光动力效应。与传统光动力疗法相比,DL-PDT 的优势在于可明显减轻光动力疗法治疗中的疼痛,缩短院内就医时间,照光时无须长时间固定姿势,治疗体验更佳。但 DL-PDT 受地理位置、季节、天气、发病部位等客观因素制约,条件适宜时可选择性开展。

确定激发光源后,还需规范光动力疗法照光参数。照光参数包括皮损表面实测的能量密度、功率密度和照光时间,三者之间的换算公式如下:照光时间(s)= 能量密度(J/cm^2)/ 功率密度(W/cm^2)。如皮损治疗目标能量密度为 $72J/cm^2$,皮损表面实测功率密度为 $60mW/cm^2$,则照光时间为 72(J/cm^2)/0.06(W/cm^2)=1 200(s),即 20 分钟。光动力的照光参数根据疾病性质、皮损部位和形态不同而有所差异,目前临床常用红光光源的推荐能量密度和功率密度分别为 60~$200J/cm^2$ 和 40~$150mW/cm^2$。为进一步提高疗效、降低不良反应,最佳参数仍在不断探索优化中。

四、适应证

光线性角化病、原位鳞状细胞癌及浅表型基底细胞癌可单独应用光动力疗法治疗,其他瘤体较大或基底较深的皮肤肿瘤光动力可联合手术、放疗、化疗、冷冻治疗等方式。

五、禁忌证

1. 对红光等激发光源过敏。

2. 卟啉症患者或已知对卟啉过敏。

3. 已知对局部用 ALA 乳膏、凝胶或溶液中任何一种成分过敏。

以下情况慎用:正在服用光敏性药物;患有光敏性疾病;妊娠期和哺乳期妇女。

六、并发症及其处理

1. **疼痛**　治疗中疼痛是光动力疗法的主要不良反应,通常在照光开始后数分钟达到顶峰,在照光结束后消失或减轻,影响患者治疗体验(表 7-2)。光动力疗法治疗中疼痛的产生与照光时大量活性氧的生成有关,其具体产生机制尚不明确,疼痛程度则与病变类型、皮损部位、皮损面积、照光参数相关。疼痛管理是光动力疗法治疗皮肤病的重要内容,推荐照光时对患者进行疼痛数字评分(NPRS 0~10 分),并按照疼痛分级采取相应的处理方案(表 7-3)。

表 7-2　5- 氨基酮戊酸光动力疗法的不良反应

分类	具体表现
治疗中	疼痛
治疗后	
急性期	红斑、水肿、瘙痒、烧灼感、渗出、脓疱和疼痛
恢复期	干燥、结痂和色素沉着
少见的局部不良反应	水疱、糜烂、溃疡、皮炎、色素减退等
罕见不良反应	荨麻疹、高血压、银屑病、寻常型天疱疮、局限性大疱性类天疱疮

表 7-3　5- 氨基酮戊酸光动力疗法治疗中疼痛的分级及处理方案

疼痛分级	处理方案
轻度（1≤NPRS≤3）	嘱患者放松情绪,局部冷风、冷喷降温处理,利多卡因气雾剂外喷镇痛
中度（3<NPRS≤6）	在轻度疼痛处理基础上,局部浸润麻醉、神经阻滞麻醉,两步法间断照光,降低照光功率密度
重度（6<NPRS≤10）	密切关注患者生命体征,建议口服曲马多、吗啡,外用芬太尼贴剂,必要时终止当次治疗,特殊情况可采用全身麻醉

注:NPRS 指疼痛数字评分（numeric pain rating scale）。

2. **其他常见局部不良反应**　光动力疗法治疗后局部可能会先后出现急性期和恢复期不良反应（表 7-2）。常见的急性期不良反应包括红斑、水肿、瘙痒、烧灼感、治疗后疼痛、渗出和脓疱,恢复期不良反应包括干燥、结痂和色素沉着。急性期不良反应常自治疗后即刻逐渐出现,对于红斑、水肿、瘙痒、烧灼感,可予局部冰袋冰敷降温,外涂保湿剂保湿;瘙痒严重时可口服抗组胺药物对症治疗;烧灼感或治疗后疼痛明显时可口服曲马多等镇痛药;有渗出和脓疱时需要局部保持干燥、清洁,避免继发感染。恢复期不良反应常自治疗后 3 日发生,包括:①干燥,推荐外用保湿剂治疗;②结痂,可待再次治疗预处理时去除;③色素沉着,应避免日晒。需要指出的是,治疗后出现的轻中度红斑、水肿、瘙痒、渗出、干燥、结痂等局部反应也是光动力的治疗反应,是光动力起效过程中的正常反应。若局部反应症状严重或持续不缓解,建议患者及时就医复诊,对症治疗。

3. **少见局部不良反应**　光动力疗法治疗后局部偶有水疱、糜烂、溃疡、皮炎、色素减退等不良反应。对于水疱、糜烂、溃疡应加强创面保护,必要时给予抗生素乳膏、红外线光疗等对症治疗。对于皮炎可给予弱效糖皮质激素乳膏短期局部外用。大部分色素减退可逐渐恢复,可予随访观察。

4. **罕见不良反应**　有报道显示,光动力疗法治疗后可出现荨麻疹、高血压、银屑病、寻常型天疱疮、局限性大疱性类天疱疮等罕见不良反应,治疗随访过程中需给予关注。

七、治疗后随访

光线性角化病、基底细胞癌、鲍恩病、鳞状细胞癌、蕈样肉芽肿等皮肤肿瘤、癌前病变或有癌变风险的皮肤疾病应终身随访。

（王佩茹　张　峰）

参 考 文 献

［1］刘慧龙,刘端祺,介雅慧,等.激光光动力学疗法治疗恶性黑色素瘤6例.中国激光医学杂志,2008,17（4）:4.

［2］朱菁.激光医学.上海:上海科学技术出版社,2003.

［3］FINK-PUCHES R,SOYER H P,HOFER A,et al. Long-term follow-up and histological changes of superficial nonmelanoma skin cancers treated with topical delta-aminolevulinic acid photodynamic therapy .Arch Dermatol, 1998, 134: 821-826.

［4］LU Y,WANG Y,YANG Y,et al. Efficacy of topical ALA-PDT combined with excision in the treatment of skin malignant tumor .Photodiagnosis Photodyn Ther, 2014, 11（2）: 122-126.

［5］WANG H,XU Y,SHI J,et al. Photodynamic therapy in the treatment of basal cell carcinoma: a systematic review and meta-analysis. Photodermatol Photoimmunol Photomed, 2015, 31（1）: 44-53.

［6］ARITS A H M M,SPOORENBERG E,MOSTERD K,et al. Cost-effectiveness of topical imiquimod and fluorouracil vs. photodynamic therapy for treatment of superficial basal-cell carcinoma.Br J Dermatol, 2014, 171（6）: 1501-1507.

［7］ROSIN F C P,TEIXEIRA M G,PELISSARI C,et al. Photodynamic therapy mediated by 5-aminolevulinic acid promotes the upregulation and modifies the intracellular expression of surveillance proteins in oral squamous cell carcinoma.Photochem Photobiol, 2019, 95（2）: 635-643.

［8］SZEIMIES R M,KARRER S,SAUERWALD A,et al. Photodynamic therapy with topical application of 5-aminolevulinic acid in the treatment of actinic keratoses: an initial clinical study. Dermatology, 1996, 192（3）: 246-251.

［9］胡瑜霞,陈绍华,雷东云,等.光动力疗法治疗71例光线性角化病疗效观察.中国美容医学,2016,25（5）:66-68.

第八章

多模态综合光动力疗法

第一节 概　　述

肿瘤的光动力疗法治疗是利用光敏剂在肿瘤组织中靶向浓集的特性和激发光诱发光动力效应来杀灭肿瘤细胞的一种靶向治疗技术[1]。早在3000年前，人们就已发现光敏反应可治疗皮肤白斑病。1903年von Tappeiner用伊红及光治疗皮肤肿瘤。在美国、日本等国家，肿瘤光动力疗法已是一种成熟的诊治技术[2-3]。我国第一个自主研发的光敏剂于1981年诞生，北京同仁医院率先使用，并成功治疗首例皮肤癌。近年来随着药物、技术、设备等不断地发展优化，光动力疗法已成为中国肿瘤多模态综合治疗（手术、放疗、化疗、光动力疗法、靶向治疗）中的一种重要手段。

光动力疗法单独应用时抗癌效果令人满意，与手术、放疗、化疗等相结合可进一步提高抗癌效率，且光动力疗法具有特异性高、靶向性好、消灭隐性癌病灶等独特的优势。但是，光动力疗法也存在一些仍需改善的问题，如穿透性较差、治疗期1个月内须避免日光或日光灯照射，以免发生日光性皮炎和变态反应。组织氧合对于光动力效应的发生也至关重要，因此被坏死组织或致密肿瘤块包围的肿瘤可能会降低光动力效能。

针对光动力疗法的限制因素，今后仍需加强研究的方向：研发具有更精确靶向性的光敏剂，探索性能更优的光源；不断优化光动力疗法治疗技术，以达到更好保存器官功能及美容效果；继续探索光动力疗法与乏氧相关机制，从而改善肿瘤内的乏氧环境，以保证光动力疗法效率；进一步探索光动力疗法与细胞焦亡、免疫原性的机制，更全面深入了解光动力疗法治疗系统；继续探索光动力疗法联合其他抗癌手段治疗恶性肿瘤的可能性。

第二节　适应证与禁忌证

多模态综合光动力疗法的覆盖面广,本章节只描述患者普遍适应证与禁忌证,在实际应用治疗中需根据不同部位肿瘤分别应用。

一、适应证

对于激发光能照射到的肿瘤,光动力疗法均可实施。对实体原位癌、早期癌和癌前病变有根治效果;对各种中、晚期实体恶性肿瘤可延长患者的生存期,提高生存质量。

二、禁忌证

1. 对光敏剂过敏。

2. 合并严重凝血功能障碍。

3. 合并严重高血压和心源性疾病。

4. 合并严重全身感染性疾病。

5. 合并严重恶病质,预估光动力疗法治疗后局部损伤难以修复或生存期不足两个月。

6. 腔静脉内大癌栓。

7. 某些个性化的禁忌证,如合并纵隔瘘的食管癌和受治癌瘤紧邻大动脉并已浸润动脉壁全层。

8. 光纤无法到达的治疗部位。

三、不良反应

主要为光过敏反应。治疗部位反应轻微。皮肤及视力损伤通过避光可避免。

第三节　光动力疗法临床应用实践

据世界卫生组织(WHO)2014 年发布的研究报告显示,恶性肿瘤严重威胁着人类的生命健康,仅有 55% 的恶性肿瘤可治愈,其中手术治愈占 27%,而以放疗为主的非手术治愈占 28%。在中国,约 70% 恶性肿瘤患者确诊时已属中晚期,丧失手术机会,5 年生存率不足 30%,需要非手术多模态治疗技术来改善这部分患者的生存状态。

恶性肿瘤的非手术关键治疗技术有放疗、热疗、化疗、免疫治疗、光动力疗法、营养治疗等,但这些治疗单独应用有很大的局限性。大量研究数据显示,放疗是恶性肿瘤非手术关键治疗技术的核心,但存在放射抗拒现象,并且存在危及器官剂量限制,疗效有待提升,副作用仍需控制;热疗对放疗、化疗、免疫治疗有明显的增效作用,但因技术限制,单独应用疗效温和;化疗本身会不同程度影响机体的免疫功能,长期应用导致患者营养及免疫功能低下,甚至促进肿瘤转移;靶向治疗则依赖于肿瘤靶点的表达,非所有患者均可适用,且随着靶向治疗的使用,耐药已成为常见现象;肿瘤免疫治疗方兴未艾,但有效率低,如何激发有效免疫反应,是临床难点和研究的热点[4-6]。国内外研究发现,有序合理地将这些治疗手段组合后,可以明显提高抗肿瘤疗效,降低不良反应,改善恶性肿瘤患者的生活质量,提高生存率[7-8]。

光动力疗法作为一种新型有效的抗肿瘤治疗手段,已独立应用于治疗临床疾病。2021 年 1 月,西班牙圣塞西利奥大学医院附属医院皮肤科和光动力疗法治疗科公布了一项使用含 7.8% 5- 氨基酮戊酸(ALA)的纳米乳剂凝胶作为光敏剂的光动力疗法治疗浅表基底细胞癌的研究。该研究共纳入 31 例患者(12 例男性和 19 例女性),中位年龄为 63.74 岁。患者每接受一个光动力疗法治疗周期后都会使用临床皮肤镜评估剩余病变,再进行第二个光动力疗法治疗周期,两次光动力疗法治疗疗程相隔 1 周。在最后一次光动力疗法治疗疗程后 3 个月、6 个月和 12 个月评估治疗反应,74.19%(23/31)的患者在两次光动力疗法治疗疗程后达到完全缓解状态,美学结果亦令人满意[9]。

近年来的研究发现,其还可与手术、化疗、放疗、靶向治疗、免疫治疗、热疗相结合,发挥协同抗癌作用。其在肿瘤多模态综合治疗模式中的作用时机,以及与其他抗肿瘤治疗手段的联合应用疗效及机制越来越受到关注,成为临床工作者研究的热点[10]。

一、光动力疗法联合手术

在某些情况下,肿瘤位置不利,特别是在血管系统区域、存在播散性转移灶等,可能导致无法切除肿瘤,如肝细胞癌、胰腺导管腺癌等,这种情况下光动力疗法可与手术治疗联合进行。利用光敏剂在癌细胞中特异积累的特点,给予适当激发光,可以消除手术无法切除的瘤床。光动力疗法可作为新辅助治疗技术与手术结合。

除了破坏癌细胞外,光动力疗法还可以通过利用正常和异常组织在紫外光和可见光谱中不同的光学特点,来获得自发荧光诊断基础的图像,有助于确定组织学诊断的最佳活检部位。除此之外,光敏剂还可用作外源性荧光团指示残留的肿瘤浸润[11]。

美国宾夕法尼亚州费城托马斯杰弗逊大学医院发布了一项在恶性胸膜间皮瘤患者中进行结合减瘤手术和光动力疗法治疗的Ⅰ期临床试验。该研究共 26 例患者完成了联合治疗，7 例患者接受了胸膜外全肺切除术，19 例患者接受了保留肺的胸膜切除术——去皮质术。患者术前 6 日注射 0.1mg/kg光敏剂 Foscan，术中予 $10J/cm^2$ 能量，652nm 波长光照。结果显示，8 个月无进展生存率为 72%，8 个月总生存率为 58%，中位无进展生存期为 12.4 个月，总生存期为 12.4 个月（95% 置信区间 7.4~17.4 个月）。表明光动力疗法联合手术治疗恶性胸膜间皮瘤具有一定的临床应用前景[12]。

二、光动力疗法联合化疗

化疗是应用非常广泛的抗癌治疗手段之一，主要机制包括诱导细胞凋亡、抑制有丝分裂及干扰细胞周期进展等。细胞抑制药物可分为烷化剂、生物碱、抗生素和抗代谢药。化疗的优势是有效、安全和选择性的药物递送，但化疗也存在急性毒性迹象（对皮肤和头发、骨髓和血液、胃肠道和肾脏等产生影响）以及迟发的慢性毒性迹象（耐药性、致癌性）等不良反应。为了增加化疗的有效性并减少不良反应，与化疗相结合的抗癌方法也在不断探索中，光动力疗法就是其中之一。例如，细胞凋亡调节因子西罗莫司（雷帕霉素）、B淋巴细胞瘤 -2（Bcl-2）拮抗剂等，已被证明会增强光动力疗法介导的癌细胞死亡的效应。

三、光动力疗法联合放疗

放疗机制包括破坏癌细胞的 DNA，从而阻止进一步分裂和增殖。由于光动力疗法也会诱导多种类型的 DNA 损伤，光动力疗法和放疗的主要目标都是通过核 DNA 损伤杀灭细胞，因此在杀灭细胞方面提供了协同作用的可能性[13]。

放疗的局限性，例如组织氧合不足，也可以通过补充使用光动力疗法来克服。在可见光和近红外光的作用下，光敏剂可介导细胞内活性氧的产生。一些光敏剂可以作为放射增敏剂。将放疗与光动力疗法相结合，既可以解决穿透深度问题，也可以在不降低临床疗效的情况下减少放射剂量，同时最大限度地减少对健康组织的损害。

美国东卡罗来纳大学布罗迪医学院光动力疗法治疗中心回顾了 9 例接受光动力疗法治疗和高剂量率近距离放射疗法（HDR）联合治疗支气管内非小细胞肺癌引起的症状性梗阻患者的结果。共 8 例男患者，1 例女患者，诊断时年龄 52~73 岁；疾病阶段：ⅠA 期（1 例）、ⅡA 期（1 例）、Ⅲ 期（6 例）和Ⅳ期（1 例）。予以 HDR（500cGy，工作距离 5mm，每周一次，持续 3 周）和光动力疗法治疗（2mg/kg，光敏素，输注后 48 小时进行 $200J/cm^2$ 光照）。治疗组 1

（7 例）首先接受 HDR；治疗组 2（2 例）首先接受光动力疗法治疗。患者治疗耐受性良好，在治疗组 1 中，7 例患者中有 6 例实现了局部肿瘤控制。在治疗组 2 中，仅 1 例患者获得了局部控制，持续 84 日。8 例患者出现软组织收缩和 / 或其他可逆的良性局部组织反应，2 例患者出现光敏反应。结果表明，当 HDR 后间隔 1 个月时间内给予光动力疗法治疗，可提高对支气管内肿瘤的控制率，延长控制时间，加强抗癌作用[14]。

四、光动力疗法联合靶向治疗

分子靶向治疗可在细胞分子水平上对肿瘤的特异性因子进行靶向治疗。吉非替尼作为小分子靶点药，能高效地抑制受体酪氨酸激酶的活性从而达到杀灭肿瘤细胞的目的。2017 年中国化学会第四届卟啉与酞菁学术研讨会上公布了一项研究，作者通过具有生物相容性的聚乙二醇链，将酞菁锌光敏剂和吉非替尼键合，希望使光动力疗法具有良好的肿瘤靶向性并有效地克服化疗药的耐药性。作者通过表征目标轭合物的光物理光化学特性，探讨不同结构对肿瘤靶向性和抗癌活性的影响。研究结果表明，引入吉非替尼增强了光动力疗法治疗肿瘤的靶向性，同时肿瘤细胞表皮生长因子受体表达量、轭合物靶点结构单元、键合位点等都对轭合物的靶向性有一定的影响。另外，酞菁锌的引入大大提高了吉非替尼的化疗效果[15]。

五、光动力疗法联合免疫治疗

为了探究光动力疗法与免疫治疗的潜在协同效应，日本学者对 2 例高龄的进展期胃癌患者（92 岁和 89 岁男性）展开了研究。单用光动力疗法治疗无法控制肿瘤出血，研究者对 2 例患者输注超过 109 个活化的 T 淋巴细胞为主的自体免疫细胞，主要是静脉注射，5 次 / 疗程，在第三次输注当天内镜下行光动力疗法治疗。结果表明，2 或 3 个疗程光动力疗法即可安全控制肿瘤出血，生存期得到改善（第一例超过 32 个月；第二例 14 个月）[16]。

六、光动力疗法联合热疗

众所周知，肿瘤内的厌氧微环境，使肿瘤细胞对光动力疗法有很强的抗性。为了抵消这种现象，应增加肿瘤内氧气的可用性。热疗就用于此目的，可以靶向肿瘤的脉管系统，通过增加缠绕肿瘤血管的血流量，提高肿瘤本身和周围组织的氧合程度，并为其提供营养、药物和氧气，这样就可以使肿瘤细胞至少在一段时间内对辐射敏感[17]。在光动力疗法治疗的背景下，一些影响缺氧细胞的光敏剂，它们仅在氧合不足的细胞中选择性地增加对辐射的敏感性。

第四节　光动力多模态研究进展

除了具有更高选择性和更低毒性的第二代光敏剂外,第三代光敏剂被认为具有更精准的靶向性,因为光敏剂可以选择性地附着在特定的肿瘤细胞上,降低脱靶效应。这种靶向光敏剂还可以超越当前化合物的有限组织渗透。铜-半胱胺(Cu-Cy)作为新一代敏化剂,可以通过光、X线、微波或超声波激活产生活性氧。在一项研究中,作者研究基于Cu-Cy的X射线诱导的光动力疗法(X-PDT)的治疗效率,以及它在细胞、组织和动物水平上对细胞迁移和增殖的影响。结果表明,Cu-Cy介导的X-PDT可以以剂量依赖性方式抑制肿瘤细胞的增殖和迁移,并且X-PDT组肿瘤组织中迁移和细胞增殖的抗原标志物如增殖细胞核抗原(PCNA)和E-钙黏蛋白与对照组有显著差异。此外,MRI评估表明基于Cu-Cy的X-PDT抑制了小鼠和兔的深部肿瘤的生长。这些发现表明,Cu-Cy纳米颗粒在X-PDT中具有安全性及临床应用前景[18]。

聚集诱导发射发光体(AIEgens)在聚集状态下表现出有效的细胞毒性活性氧生成能力和独特的发光特征,然而,光在组织中有限的穿透深度严重妨碍了AIEgens的临床应用。但与光相比,微波(MW)在组织中具有更强的穿透深度。有作者首次报道了AIEgen介导的微波动态疗法(MWDT)用于癌症治疗,并发现两种AIEgens(TPEPy-I和TPEPy-PF6)作为一种新型的微波敏化剂产生活性氧,包括单态氧,从而有效破坏癌细胞。两种AIEgens被微波激活的能力不仅克服了传统光动力疗法的局限性,而且通过降低达到相同治疗结果所需的微波剂量,有助于改进现有的微波融疗法,从而减少不良反应的发生[19]。

光动力疗法光源的研究主要集中在新型多功能纳米颗粒,多为三组:近红外光纳米材料、X射线纳米粒子和自发光纳米缀合物。纳米技术在光动力疗法中的使用在过去十年中经历了指数增长。直径小于100nm的纳米球和纳米胶囊作为药物载体不乏优点:①可运输血液中的疏水性药物;②表面积可用官能团修饰以获得额外的化学/生化特性;③药物可受控释放;④具有更大的分布容积并可被细胞有效地吸收;⑤已探索出大量不同的合成策略。

适体是具有折叠三维结构的短寡核苷酸序列(DNA或RNA),可以作为配体并被修饰到光敏剂或纳米载体上,从而能够特异性识别并结合肿瘤细胞或其膜蛋白,受控且准确地将光敏剂输送到肿瘤部位[20]。

亚细胞器是细胞的基石,破坏它们会导致细胞功能障碍甚至死亡。因此,实现光敏剂精确细胞器靶向有助于减少光敏剂的用量,最大限度地减少不良反应,避免耐药性,提高光动力疗法的疗效。Zhou 团队通过将两个带正电的吡啶基团与香豆素基团连接成不同碳链数的疏水基团,制备了一系列光敏剂分子(EBD-1 和 EBD-5)。EBD-1 和 EBD-5 均表现出良好的膜靶向能力,而 EBD-1(链长最短)的光毒性最强。EBD-1 既能靶向细胞膜,又能区分肿瘤细胞和正常细胞[21]。有些光敏剂以氟硼二吡咯(BODIPY)为骨架,用吗啡啉修饰后进行溶酶体定位。这些 BODIPY 分子具有共同的优点,如摩尔吸收系数高,半抑制浓度值低。除了基于 BODIPY 骨架的光敏剂外,卟啉、花青素、萘酰亚胺等也可以用吗啡啉结构修饰,制成靶向溶酶体的光敏剂[22]。具有致命氧化损伤的光生细胞毒性氧物质能够阻断线粒体功能,靶向线粒体光动力疗法(Mt-PDT)被认为是增强抗癌效果的一种有前途的方法。目前已开发许多线粒体靶向分子药物,通过直接破坏线粒体或激活线粒体介导的细胞死亡途径来提高光动力疗法治疗的效果[23]。

(郑颖娟　李黎波　李艳阳)

参 考 文 献

[1] ACKROYD R, KELTY C, BROWN N, et al. The history of photodetection and photodynamic therapy. Photochem Photobiol, 2001, 74(5): 656-669.

[2] DONNELLY R F, MCCARRON P A, TUNNEY M M. Antifungal photodynamic therapy. Microbiol Res, 2008, 163(1): 1-12.

[3] PAASCH U, GRUNEWALD S. Update on dermatologic laser therapy Ⅱ-advances in photodynamic therapy using laser-assisted drug delivery. J Dtsch Dermatol Ges, 2020, 18(12): 1370-1377.

[4] REINHOLZ M, HEPPT M V, HOFFMANN F S, et al. Transient memory impairment and transient global amnesia induced by photodynamic therapy. Br J Dermatol, 2015, 173(5): 1258-1262.

[5] KIM M, JUNG H Y, PARK H J. Topical PDT in the Treatment of benign skin diseases: principles and new applications. Int J Mol Sci, 2015, 16(10): 23259-23278.

[6] CASTANO A P, MROZ P, HAMBLIN M R. Photodynamic therapy and anti-tumour immunity. Nat Rev Cancer, 2006, 6(7): 535-545.

[7] GOLLNICK S O, BRACKETT C M. Enhancement of anti-tumor immunity by photodynamic therapy. Immunol Res, 2010, 46(1-3): 216-226.

[8] LU Y, XU F, WANG Y, et al. Cancer immunogenic cell death via photo-pyroptosis with light-sensitive Indoleamine 2, 3-dioxygenase inhibitor conjugate. Biomaterials, 2021, 278: 121167.

［9］ NAVARRO-TRIVIÑO FJ, AYÉN-RODRÍGUEZ Á, LLAMAS-MOLINA J M, et al. Treatment of superficial basal cell carcinoma with 7.8% 5-aminolaevulinic acid nanoemulsion-based gel（BF-200 ALA）and photodynamic therapy：Results in clinical practice in a tertiary hospital. Dermatol Ther, 2021, 34（1）: e14558.

［10］ LI L, SONG D, QI L, et al. Corrigendum to "Photodynamic therapy induces human esophageal carcinoma cell pyroptosis by targeting the PKM2/caspase-8/caspase-3/GSDME axis"［Cancer Lett. 520（2021）143-159］. Cancer Lett, 2022, 525: 203-205.

［11］ MOGHISSI K, DIXON K, GIBBINS S. A surgical view of photodynamic therapy in oncology: a review. Surg J（N Y）, 2015, 1（1）: e1-e15.

［12］ FRIEDBERG J S, MICK R, STEVENSON J, et al. A phase I study of Foscan-mediated photodynamic therapy and surgery in patients with mesothelioma. Ann Thorac Surg, 2003, 75（3）: 952-959.

［13］ LUKSIENE Z, KALVELYTE A, SUPINO R. On the combination of photodynamic therapy with ionizing radiation. J Photochem Photobiol B, 1999, 52（1-3）: 35-42.

［14］ WEINBERG B D, ALLISON R R, SIBATA C, et al. Results of combined photodynamic therapy（PDT）and high dose rate brachytherapy（HDR）in treatment of obstructive endobronchial non-small cell lung cancer（NSCLC）. Photodiagnosis Photodyn Ther, 2010, 7（1）: 50-58.

［15］ 宋美如,周晓琴,陈涓涓等. 吉非替尼 - 酞菁锌轭合物的设计合成及其抗肿瘤活性研究 // 中国化学会,国家自然科学基金委员会. 中国化学会第四届卟啉与酞菁学术研讨会论文集.［出版地不详］:［出版者不详］, 2017: 186.

［16］ YANAI H, KUROIWA Y, SHIMIZU N, et al. The pilot experience of immunotherapy-combined photodynamic therapy for advanced gastric cancer in elderly patients. Int J Gastrointest Cancer, 2002, 32（2-3）: 139-142.

［17］ ELMING P B, SØRENSEN B S, OEI A L, et al. Hyperthermia: the optimal treatment to overcome radiation resistant hypoxia. Cancers（Basel）, 2019, 11（1）: 60.

［18］ CHEN X, LIU J, LI Y, et al. Study of copper-cysteamine based X-ray induced photodynamic therapy and its effects on cancer cell proliferation and migration in a clinical mimic setting. Bioact Mater, 2022, 7: 504-514.

［19］ PANDEY N K, XIONG W, WANG L, et al. Aggregation-induced emission luminogens for highly effective microwave dynamic therapy. Bioact Mater, 2022, 7: 112-125.

［20］ YAN J, GAO T, LU Z, et al. Aptamer-targeted photodynamic platforms for tumor therapy. ACS Appl Mater Interfaces, 2021, 13（24）: 27749-27773.

［21］ LIU L Y, MAN X X, YAO H X, et al. Effects of pheophorbide a-mediated photodynamic therapy on proliferation and metastasis of human prostate cancer cells. Eur Rev Med Pharmacol Sci, 2017, 21（24）: 5571-5579.

［22］BAI J, ZHANG L, QIAN Y. A near-infrared and lysosomal targeting thiophene-BODIPY photosensitizer：Synthesis and its imaging guided photodynamic therapy of cancer cells. Spectrochim Acta A Mol Biomol Spectrosc, 2021, 252：119512.

［23］LI X, ZHAO Y, ZHANG T, et al. Mitochondria-specific agents for photodynamic cancer therapy：a key determinant to boost the efficacy. Adv Healthc Mater, 2021, 10（3）：e2001240.

48